SOS...
Conviviendo con la esclerosis múltiple

Luis Arbea Aranguren

SOS...
Conviviendo con la esclerosis múltiple

EDICIONES PIRÁMIDE

COLECCIÓN «SOS Psicología Útil»

Director:
Javier Urra Portillo

Diseño de cubierta e interiores: Anaí Miguel

Fotografía de cubierta: Steel, M. / Anaya

Reservados todos los derechos. El contenido de esta obra está protegido por la Ley, que establece penas de prisión y/o multas, además de las correspondientes indemnizaciones por daños y perjuicios, para quienes reprodujeren, plagiaren, distribuyeren o comunicaren públicamente, en todo o en parte, una obra literaria, artística o científica, o su transformación, interpretación o ejecución artística fijada en cualquier tipo de soporte o comunicada a través de cualquier otro medio, sin la preceptiva autorización.

© Luis Arbea Aranguren
© Ediciones Pirámide (Grupo Anaya, S. A.), 2009
Juan Ignacio Luca de Tena, 15. 28027 Madrid
Teléfono: 91 393 89 89
www.edicionespiramide.es
Depósito legal: M. 12.967-2009
ISBN: 978-84-368-2271-7
Printed in Spain
Impreso en Lavel, S. A.
Polígono Industrial Los Llanos. Gran Canaria, 12
Humanes de Madrid (Madrid)

*A Marijose,
inteligente y casi santa con la espasticidad
de mi cuerpo... y de mi alma.*

Índice

Agradecimientos 13

Prólogo. El reto de vivir 15

Introducción 21

PARTE PRIMERA
Una vida nueva

Antecedentes. Un atleta venido a menos 27

¿Qué he hecho yo para merecer esto? (1997) 29

    La esclerosis múltiple: un cuadro muy particular. Mi esclerosis 32
    Asimilando el diagnóstico 35
    Yo no soy mi enfermedad 37

Estoy peor que ayer y mejor que mañana (1997-2005) 43

    Una vida prácticamente normal 45
    Del imperceptible duelo permanente a la progresiva conciencia de enfermo.. 47
    Aprendiendo a vivir con la EM 49

Que me quede como estoy (2005-2008) 55

    Se manifiestan las graves limitaciones 57
    Salta la alarma: esto va en serio 59
    Una etapa difícil 64

Presintiendo la gran invalidez (2008...) 75

    Del bastón a la silla de ruedas 77
    La EM habrá ganado la batalla..., pero no la guerra 80
    No es tan frío el invierno 82

Índice

PARTE SEGUNDA
Hacia una vida de calidad

Preámbulo 89

Aspectos emocionales en la EM 93

    Buscando un enfoque normalizador 95
    La EM, un proceso evolutivo de riesgo 97
    Reacciones emocionales más habituales 98

Un enfoque positivo de la EM 103

    Reacción resiliente ante experiencias traumáticas. La capacidad de resistir y rehacerse 106
    Crecimiento postraumático: nuestra visión positiva 108

Programa «Fierabrás» para la mejora de la salud mental 111

    Aprendiendo a ser feliz: mejorando nuestra salud mental 113
    De Seligman a Cervantes 120

Mejorando la conciencia 125

    ¿Quiénes somos? 128
    ¿Hacia dónde vamos? 131
    Repertorios positivos de actuación y estrategias de mejora .. 135

Optimizando la emoción 147

    Una aproximación filosófica: el amor, soplo vital 150
    Una aproximación empírica: el amor como emoción principal .. 151
    Repertorios positivos de actuación y estrategias de mejora .. 152

Asumiendo un compromiso ético 163

    Cuatro compromisos éticos 166
    Repertorios y estrategias de mejora 171

Hacia una vida creativa 177

Aplicación del Programa «Fierabrás» en un grupo de personas afectadas de esclerosis múltiple 183

    Introducción 185
    Descripción de la práctica: sujetos, grupos y metodología 186
    Resultados 189
    Discusión y reflexiones finales 190
    Conclusiones 192

PARTE TERCERA
Reflexiones finales y referencias de interés

Epílogo. Decálogo para una buena convivencia con la EM 197

    Yo no soy mi enfermedad 200
    Yo soy bastante más que mi enfermedad 200
    Yo puedo controlar mi enfermedad 201
    Yo puedo crecer gracias a mi enfermedad 202
    Yo puedo llevar una vida de calidad 202
    Yo tengo herramientas para ser más feliz 203
    Yo puedo conseguir mejorar mi felicidad 204
    Yo puedo optimizar mis relaciones familiares 204
    Yo puedo ser creativo y feliz 205
    Yo puedo amar 206

Filmografía 207

Anexos 215

Bibliografía básica y páginas web de interés 229

Agradecimientos

A Javier Urra, amigo querido y prologuista del alma, y a Ediciones Pirámide por su aventurada fe en este proyecto.

A Amaia Beloki y Pedro Villanueva, colegas entrañables, que me han ayudado en todo momento y muy especialmente en la aplicación del Programa «Fierabrás».

A Santiago Hermida, mi filmógrafo favorito.

A mis compañeros del grupo de esclerosis múltiple, Ignacio, Marian, Maite, Mari Carmen, Jesús, Vicente, Idoia, Maite E. y Pablo, doblemente hermanos.

A mis hijas, mi primera y última sonrisa.

Y a la vida que sois todos vosotros.

Prólogo

El reto de vivir

Resulta para algunos una exigencia inaceptable. Hay quien sucumbe ante el hastío, el tedio, el irse a la cama cada día sin nada que reseñar. Para otros se trata de un ingente e irresoluble desafío. Haberlos los hay que se preguntan ¿para qué? Incluso encontraremos los que buscan regresar al útero materno y aún no haber sido concebidos. Tendrán sus razones, sus vivencias, sus subjetivas elaboraciones. Naturalmente los respetamos.

Pero nos adscribimos a los que emanan poesía, los que transmiten felicidad pese a que objetivamente su situación no la facilite. Aquellos que gustan de la amistad, la familia, la sonrisa, la esquiva idea tan luminosa como inteligente y fugaz.

Conocí a Luis Arbea hace mucho, mucho, toda una vida. Me lo presentaron hace poco de la mano de un común amigo, Javier Sádaba, filósofo, catedrático, estandarte de la ética (no le gustará que así lo defina), irónico, cáustico, crítico y, como Luis, tremendamente humano en las limitaciones, las apetencias, las dudas, las motivaciones, el amor.

No olvidaré a Luis yacente en el suelo. Salíamos de comer, me adelanté a llamar a un taxi, no perdió la dignidad, la sonrisa, el interés porque los otros no se preocupasen. ¿Qué importa un traspiés, una caída? ¿Qué importa una enfermedad progresiva, convivir con quien te atenaza? ¿Qué importa que las hojas del calendario vital caigan más rápidamente? ¿Qué importa qué?

Prólogo

Académico, señor, pillín, poeta. Arbea, Luis aceptó gustoso escribir este libro, un reto personal, un regalo valiente, como él es.

Nos invitó a los dos javieres, Sádaba y Urra, a compartir un curso de verano en Pamplona, en la universidad. El tema, no podía ser otro: la felicidad.

Genial, encontrar a gente sin miedos y sin artificios, sin corazas, es puro oxígeno, te devuelve la fe en el ser humano, en cada persona (bueno en algunas).

No tiene prisa, escucha con relajo, habla pausadameante. El tiempo no le vencerá.

Conducirse con dignidad, el reto del ser humano no es tarea fácil. Imposible para arribistas, mentecatos, dubitativos, cobardes, prepotentes, engreídos, pusilánimes, aborregados, claudicantes, necios, poseídos del yo. Luis Arbea, un hombre digno, que escribe este libro sin pretensiones, lo hace con alegría por el puro placer de darle vida y depositarlo en la librería para aquellos que lo necesiten. Eso es ser sociable, sencillo, sencillamente sociable.

No seré yo quien dilate un prólogo confundiéndolo con un mal resumen del texto, y menos cuando, dada la temática, quien lo tiene entre sus manos es porque lo precisa, ya sea para caminar de su mano o para extender la misma.

Permítanme, eso sí, señalar la dedicatoria por el amor que contiene y la irónica capacidad autocrítica que derrama.

Deténganse en el índice, es, en sí, un libro, un buen libro, lógico, coherente, incitador. Preguntas esenciales, el yo ubicado en la humanidad. La enfermedad como compañera, pero no dueña, del destino. Evolución, involución y reflexión. Frases con gancho, categóricas, incontestables, definitorias y al final recubiertas del terciopelo amable. En ningún recodo encontrará derrota o desesperanza.

El índice nos muestra mucho trabajo, conocimiento, lecturas del ayer y del hoy de los clásicos y la ciencia. Se adorna de ética, de filosofía, de dudas, de posicionamientos, «Aprendiendo a ser feliz».

Imagínense que en vez de un índice fuera una carta de un estupendo restaurante.

Prólogo

¿Qué degustarían? Humildad y sencillez. Sentido del humor. Juicio equilibrado, optimismo y esperanza. Contemplación. Éstas son algunas de las propuestas para degustar, que se continúan con: el amor como soplo vital, la inteligencia emocional, la autocompasión, cordialidad, gratitud, perdón. Y de postre, la felicidad como deber, autoconstrucción del carácter, convivencia desde la universalidad, el ámbito de la voluntad, coherencia y veracidad.

¿Cómo se puede decir tanto en tan pocas páginas? Sabiendo lo que se quiere decir, siendo austero en las expresiones, utilizando un lenguaje exacto, sonoro, próximo.

El libro se convierte en estudio, investigación y método cuando comparte con el lector el programa ««Fierabrás»» en un grupo con esclerosis múltiple.

Por favor, lean despacio, levanten la vista, escuchen la repercusión de las palabras «no soy más, pero, desde luego, tampoco menos feliz que cuando no padecía la enfermedad».

Poesía y humor: «Hemos intentado dejar lo oscuro para la inevitablemente progresiva limitación física y la luminosidad para el, casi siempre en nuestras manos, crecimiento personal».

Un libro que comparte el proceso existencial con el rigor científico de la psicología clínica, y siempre con el anhelo comunicador «yo soy tú».

¡Qué cierto, Luis, todos somos enfermos crónicos, todos tenemos que convivir con el trauma y el sufrimiento!

«¿Qué he hecho yo para merecer esto?», así de sincero se inicia Luis, y avanza superando la indefensión aprendida (Seligman).

El maestro Arbea nos recuerda a los estoicos y a los gurús de la psicología cognitiva para concluir que nos lo tomamos demasiado en serio. Luis sigue siendo, y ya siempre lo será, protagonista de su vida.

El imperceptible duelo permanente da paso a una elaborada «habituación» a la pérdida.

Luis nos habla de compartir la enfermedad con la familia, de realizar actividades de crecimiento personal.

«Yo respiro, pienso, me comunico, sueño, me desespero, amo igual que todo el mundo, ¿cómo voy a ser diferente? Lo esencial del ser humano, de la persona, no está en el cuerpo, sino en el espíritu: emocional e inteligente» Como dicen en los casinos: ¡No va más!

La sensibilidad de Luis nos aproxima a la difícil capacidad de pedir y recibir ayuda.

Hablando de la baja autoestima, nos encontramos con perlas como: «No podemos coquetear con la nada».

Vivir el día a día, el sentido de la vida, la manera de vivir, páginas llenas de «generosidad emocional». Dejarse amar, dar las gracias. Cuán grande eres, Luis, cuando destacas las «pequeñas» cosas.

Siempre positivo: «La silla de ruedas te impide caminar, pero te posibilita llegar». Proyecto de vida: lo importante y lo posible.

Cuando se publican tantos textos farragosos, artificialmente complejos y faltos de ideas, se agradece la transparencia, elaboración y riqueza de las aportaciones de Luis.

Llevas razón, no es tan frío el invierno.

Siempre, incluso en la oscuridad, se puede ver. Bien está saberlo para contrarrestar la angustia ante la incertidumbre (Kierkegaard), la desmotivación, la ira, estados de ánimos comprensibles pero tóxicos, paralizantes como la depresión. Riesgos inherentes de desajuste emocional.

A ti que te gusta la música, Luis, debes saber que éste es un libro coral donde cada uno, con su voz, compone lo dictado por tu batuta escrito en tu partitura: «Nuestra vida, con todas sus limitaciones y dificultades, merece la pena vivirla».

Todos somos mucho más que un cuerpo (aunque esté hecho añicos). Nos cabe la resiliencia, el ajuste saludable ante la adversidad, el crecimiento postraumático, el desarrollo personal como consecuencia del enfrentamiento a la adversidad.

Luis poeta: «Conciencia, amor y compromiso. Ésta es la receta fantástica, la excelsa composición que puede sanar todas las heridas del alma». «Inteligencia, emoción y voluntad juntas cabalgando, unidas en un único corazón» (el bálsamo de «Fierabrás»).

Auténtico y sensato, Arbea propugna una vida buena (no confundir con buena vida), donde se engarce la espiritualidad, vida significativa, que labre en su frontispicio un proyecto existencial que sea autoeficaz y enfocado a lo verdaderamente importante.

Buenos consejos, como reírnos de nosotros mismos, desarrollar la humildad, buscar la distancia óptima, desdramatizar, no juzgar a los demás, son regalos de Luis, un canto a la esperanza, al «carpe diem», pero con perspectiva.

Un posicionamiento: el amor es vida. Una convicción: la inteligencia emocional es la más inteligente de las emociones. Una propuesta: el conocimiento de las propias emociones y de las ajenas. Un reto: la autogestión y el autocontrol de las mismas.

Luis nos describe en detalle un programa eficaz con los ejercicios para su desarrollo, en busca de la armonía, de la paz interior, retoma conceptos en desuso, como la cordialidad. No olvida lo esencial: el perdón.

Nos cabe el compromiso de mejora personal, de implicación solidaria, de actitud permanente de ayuda, de desarrollo creativo.

Para dar paso al texto voy terminando, mediante cuestionarios subjetivos (como somos las personas) se mide la efectividad del programa, dando paso a la discusión de resultados, concluyendo que se trata de una muy buena herramienta de crecimiento personal y de ayuda existencial.

Para finalizar, una bibliografía referenciada nos aproxima la influencia de la psicología positiva, y una selecta filmografía concluye este ilustrativo, tierno y audaz libro.

Un libro que es una vida, más que una vida, una vida compartida. Un deseo, una fe en los otros, en uno mismo, en que siempre hay una razón para vivir, que siempre hay una razón para haber vivido.

JAVIER URRA

Introducción

Al escribir este prólogo no puedo evitar que mis pensamientos se retrotraigan doce años. Regresan a aquellos tiempos cuando yo participaba en carreras y medias maratones populares, colaboraba a pleno rendimiento con el Departamento de Educación del Gobierno de Navarra en Programas de Formación para profesores y educadores, ejercía de profesor en la UNED de Pamplona y vivía con mi esposa y mis hijas, que estudiaban en la universidad. En aquella época, con mis claroscuros existenciales, como un alto porcentaje de humanos, yo me sentía bastante feliz.

En la actualidad, la historia, al menos en algún sentido, ha cambiado algo más que un poco. No alcanzo a caminar 20 metros seguidos ayudado de un bastón para no caerme, no trabajo por incapacidad laboral, aunque continúo impartiendo algunas clases en la universidad. Mis hijas, casadas, ya han volado, y, escudriñando el horizonte, observo en un plazo no muy lejano a una segunda compañera que me tiende la mano: la silla de ruedas. Evidentemente, estoy afectado de esclerosis múltiple (EM). Y hoy y ahora, con mis claroscuros existenciales, y como un alto porcentaje de humanos, me siento bastante feliz. Dicho de otra manera, no soy más, pero, desde luego, tampoco menos feliz que cuando no padecía la enfermedad.

Y ésta no evolución negativa del ánimo y del sentimiento de bienestar no tiene más misterio que lo que se cuenta en este libro: una historia como la de cualquier persona que tiene que adaptarse

21

Introducción

a convivir con un inquilino nuevo, al principio extraño, y siempre molesto; una historia, posiblemente, de más luces que de sombras porque hemos intentado dejar lo oscuro para la inevitablemente progresiva limitación física, y la luminosidad para el, casi siempre en nuestras manos, crecimiento personal.

Es una historia particular, un cuento amargo y a la vez amable y tierno, algo vivencial y autobiográfico; una realidad suavizada por el humor y la poesía, donde el optimismo pretende salir victorioso en la batalla de la luz. Poesía y humor, modos defensivos de afrontarse a la dura realidad. Dos maneras de manipular adaptativamente la realidad sin negarla. ¡Qué auténtico y a la vez poético León Felipe, cuando nos insinuaba aquello de «El humor es un modo divertido de esconder una lágrima»!

A nivel más formal, quizá no esté de más señalar que, posiblemente, este libro aporte algún apunte (con el mayor rigor científico del que seamos capaces) sobre la realidad clínica (fundamentalmente la psicológica) de la esclerosis múltiple; sin embargo, no pretende ser un manual sobre ella, ni siquiera divulgativo. En el postrero apartado de bibliografía y conexiones de interés, señalaremos literatura específica francamente interesante y de obligada revisión para el interesado.

Quizá también, en algún momento determinado, pueda sugerir alguna estrategia susceptible de ser incorporada a los repertorios adaptativos del lector, ¡ojalá! De hecho, en una amplia segunda parte, se nos presenta un programa de «mejora personal». Sin embargo, esta entrega tampoco pretende ser un libro de autoayuda, ni un sencillo manual de psicología. Simplemente un cuento, un cuento que ayude sin pretenderlo.

Y si me quieres ayudar, ¿por qué lo pretendes?
No me cuentes historias tan solemnes
que apenas me las creo.
Cuéntame un cuento y juguemos.
Por ejemplo, a la magia,
mira cómo tus lágrimas

inventan una paloma blanca en el sombrero.
Sólo para compartir se hizo la palabra.
No me des, pues, tantas razones,
cuéntame un cuento triste
o sencillamente un triste cuento,
hazme ilusionismo con tus penas,
no me digas cosas serias,
y llora conmigo, eso sí que me lo creo.

Se trata, por tanto, de un libro peculiar que, no obstante, también tiene sus pretensiones, su ambición: comunicar, acompañar, estar cerca, agarrar una mano, contar un cuento. Un experimento comunicativo y de proximidad. Y un deseo: que algún párrafo dé calor, es tan frío el invierno que viene... y si además sugiere algo para incorporarlo a nuestro propio proceso existencial, pues eso que llevamos por delante.

Lo hemos estructurado de la siguiente manera. Una primera parte, con ciertos tintes líricos y novelescos, en la que repasaremos la evolución, el curso de mi EM, una EM secundaria progresiva, un proceso que irá desde la funcionalidad absoluta hasta una dependencia significativa y en donde se presenta, con su correspondiente dosis de violencia, la lucha permanente y continuada que trata de impedir que la enfermedad te robe la identidad. Esta historia la hemos organizado en cuatro capítulos que corresponden a cuatro momentos evolutivos existencialmente diferentes y que tienen (cada uno de ellos) un mismo patrón estructural: una descripción funcional de la etapa, un segundo bloque, referido a las vivencias y reacciones adaptativas personales, y finalizamos todos los capítulos con una discusión sobre qué podemos hacer para optimizar nuestra adaptación a la enfermedad.

La segunda parte, la «psicologicista», presenta, desde un enfoque positivo de la EM, una propuesta «terapéutica y de aprendizaje» para la mejora de la salud mental, para lograr una vida de calidad. Se trata de un programa que ya lo hemos aplicado a personas con y sin EM con significativos buenos resultados. Estamos hablando del «Programa «Fierabrás»», un programa de aparente fácil aplicación que pretende enseñarnos a vivir en positivo, a disfrutar al máximo lo que nos ofrece la vida y a crecer como personas, un programa que, en definitiva, nos facilita una vida creativa, entendiendo la creatividad como superación personal y vivencia intensa del presente. Esta segunda parte se completa, además, con un capítulo introductorio acerca de los aspectos emocionales de la EM y otro final que nos mostrará los resultados de la aplicación del programa en un grupo de personas afectadas.

La tercera parte, la conclusiva, añade las reflexiones finales (una especie de decálogo para la buena convivencia con la EM) y las consabidas referencias filmo y bibliográficas.

Una última reflexión especialmente importante. A pesar de que este libro está pensado desde la EM y en cierta manera para la EM, habrán intuido los lectores que sus anhelos comunicativos, sus reflexiones, trascienden esta población y perfectamente podrían ir dirigidos a la totalidad de las personas. Dicho de otra manera, todo el mundo puede sintonizar con lo que se adivina que pueden sugerir estas páginas que vienen. Y no les falta razón. En el fondo, querido lector, todos somos enfermos crónicos, mis tristezas son las mismas que las tuyas, todos tenemos que convivir con el trauma y el sufrimiento, de alguna manera todos tenemos una EM. Y es que, en última instancia, yo soy tú.

Si fuera capaz de quintaesenciar el fuego de tus ojos
y de destilar la humedad de tus labios,
si fuera capaz de penetrar en tu corazón desenfrenado,
sólo encontraría esa suave ternura triste
de una niña pequeña que, abandonada, se resiste a llorar.

Y en ese instante, más que nunca: yo soy tú.

Parte primera
UNA VIDA NUEVA

Antecedentes. Un atleta venido a menos

> *No te emociones demasiado*
> *cuando por alguna magia te sientas eterno.*
> *Siempre habrá algún dios que, envidioso,*
> *te recuerde suave al oído:*
> *«naciste del barro y volverás al barro».*

Verano del 92. ¡Quién me iba a decir que aquel entrañable, aunque un poco obsesivo, compañero de sudores y fatigas (nunca mejor dicho, pues entrenábamos juntos) iba a ser el primero que presintiera mi enfermedad! Salvador me decía: «te noto que al correr ladeas un poco el cuerpo». Yo nunca he estado demasiado bien hecho, pero hasta entonces nadie me había llamado la atención por mi contrahechura. La verdad es que sentía una mínima insensibilidad en el pie derecho que, por lo visto, me hacía corregir espontáneamente mi patrón de carrera. No hice caso y seguí corriendo a la misma velocidad: a poco más de cuatro minutos el kilómetro yo continuaba desafiando al viento. No estaba mal para un veterano de 43 años.

En los dos años siguientes prosiguió la vida normal. Trabajando y, en mi ocio, corriendo, supongo, cada vez más asimétrico. Mientras, las prestaciones deportivas iban descendiendo lentamente, algo que yo lo achacaba al cada vez más abandonado entrenamiento y, naturalmente, al paso de la edad. El descenso era llamativo, pero todavía podía desplazarme más rápido que la gran mayoría de mis coetáneos. Me estoy haciendo mayor, me decía..., y la verdad es que no me preocupaba demasiado. ¿Acaso me estaba ganando la vida con el deporte?

Sin embargo, al año siguiente (1995), mi, vamos a llamarlo, deterioro competitivo no se explicaba desde una evolución natural, como tampoco un persistente y perceptible hormigueo en la pierna. Lógicamente, empecé a preocuparme. No era normal que fuese incapaz de correr cinco kilómetros a una media de cinco minutos y, además, con aquel hormigueo tan molesto que ya me empezaba a afectar también a la marcha. Sin embargo, la preocupación no me alcanzaba más allá de sentir en peligro mi hobby deportivo. Sentía que algo orgánico (tipo hernia discal, eso pensaba yo) me estaba afectando y que me tenía que poner en manos de los médicos. Así, que no paré de visitar traumatólogos, osteópatas, masajistas y neurólogos, hasta que un estudio neurofisiológico de octubre de ese año me señaló que «No hay evidencia de estenosis de canal lumbar ni tampoco una neuropatía periférica que fuera responsable del trastorno de la marcha. Dada la evolución clínica no estimamos oportuno realizar estudios complementarios».

Me quedé tranquilo a pesar del persistente hormigueo. No me sucedía nada grave, salvo el empobrecimiento, ya terriblemente llamativo, de mis rendimientos deportivos. Y así, un tanto escéptico y desconfiado, llegué hasta finales del año 1996. Hasta entonces yo era una persona razonablemente feliz. En el trabajo no me iban mal las cosas. Una familia excepcional. Una despreocupación generalizada por las cosas pequeñas (salvo el deporte) y una voluntad, no extraordinariamente comprometida, de búsqueda de lo esencial.

Así era yo, eso creo, hasta enero de 1997, cuando una enfermedad neurológica me tiró del caballo, me bajó a la tierra, me recordó mi esencia de barro y me determinó una segunda parte de mi vida, una vida nueva, una historia que, en cierta manera, queridos lectores, la vamos a vivir juntos, una historia de luces y de sombras como la de tantas personas afectadas de esclerosis múltiple.

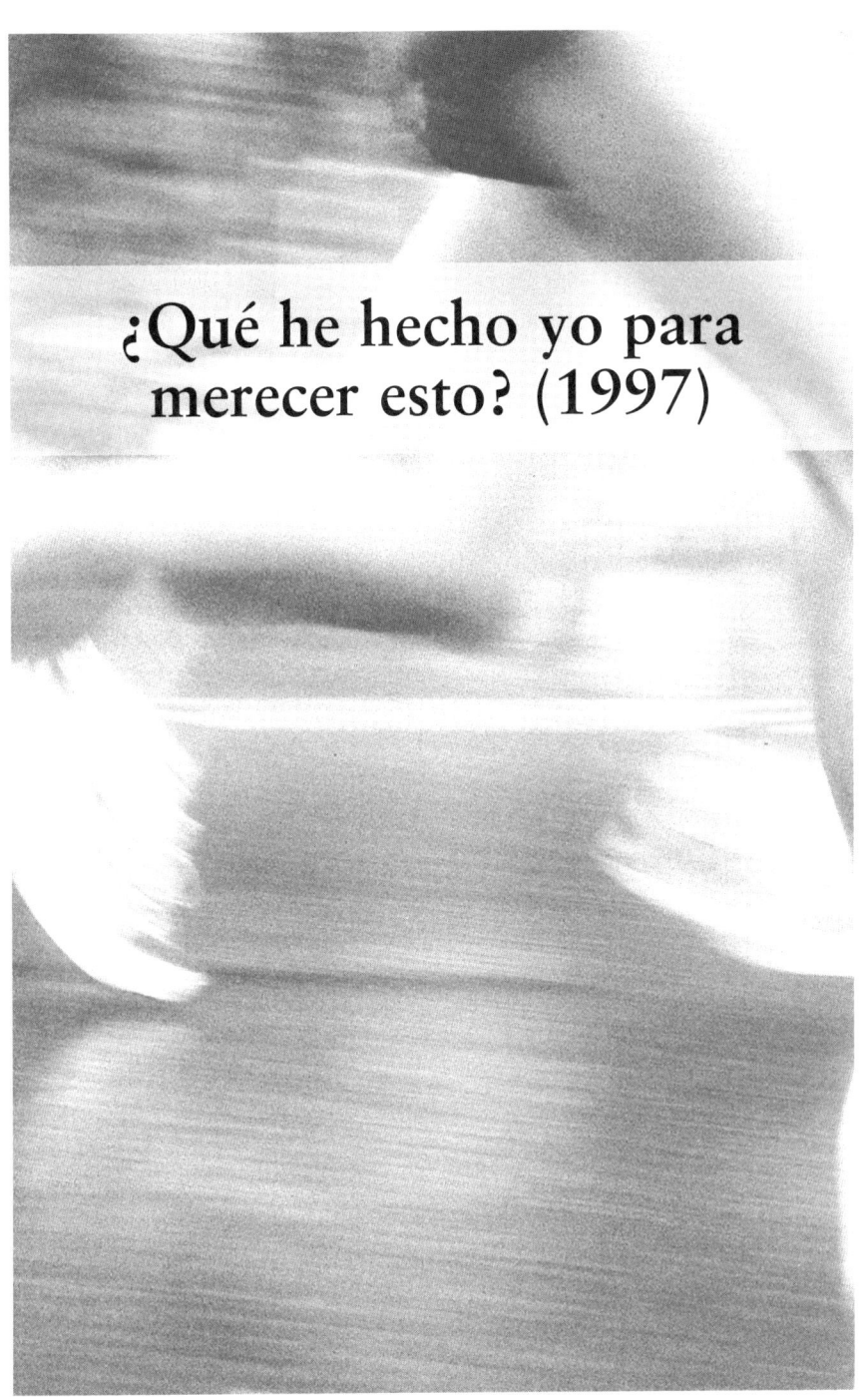

¿Qué he hecho yo para merecer esto? (1997)

¿Por qué negamos los malos vientos cuando somos una lágrima de niño condenada a ser eterna?

Fue una mañana de enero de 1997 cuando, saliente de un proceso gripal, me sorprenden ciertas irregularidades visuales frente al ordenador. Veía de forma borrosa. ¿Estaré todavía dormido? La verdad es que se me hacía extraño, ya llevaba un buen rato levantado y duchado. Me froto los ojos, y la misma sensación. Pruebo a ver con un solo ojo, el izquierdo, y la vista es normal. Pruebo con el derecho y... ¡horror!, una nube gris oscura me inunda la pantalla. No veía prácticamente nada.

Sospecho algo raro, aviso a mi mujer y a mis hijas y, nervioso, ingreso en urgencias, donde ratifican mi neuritis óptica y, obviamente, me invitan a ingresar en planta para observación y estudio. Las reticencias, el disgusto, el miedo y la indefensión hacen de mí un ser un tanto desconocido. Obediente como nunca, vuelvo a casa para preparar el equipaje. Unas vacaciones inesperadas, forzadas e inciertas. ¿Cuánto tiempo durarán?

Quince días ingresado en el hospital. Después de todas las pruebas del mundo (incluida una punción lumbar con tres pinchazos en hueso), me confirman el diagnóstico: esclerosis múltiple. Ahora recuerdo aquellos momentos con humor, aunque la realidad vivida en aquellos instantes, sin ser dramática, fue otra bien distinta. Entre el «subidón» propiciado por los corticoides (por cierto, me recuperaron la visión en un 75 por 100) y la pasmosa perplejidad, me encontraba como flotando, como si estuviera viviendo un mal sueño y en donde creo que en el fondo, inconscientemente, una pregunta me asaltaba reiteradamente: **¿qué he hecho yo para merecer esto?** Así que salí del hospital, confuso y aturdido, con el diagnóstico bajo el brazo y sin tener todavía conciencia de la «inmensa suerte» de un juicio clínico tan rápidamente dictaminado. Pasado el tiempo, y hablando con otras personas afectadas, he sido consciente del millón de incertidumbres ahorradas gracias a este «diagnóstico precoz».

La idea que yo tenía de la esclerosis múltiple hasta ese momento era muy simple: que era una enfermedad crónica y degenerativa del sistema nervioso con expresión fundamentalmente motriz y que no era mortal. El equipo médico tampoco me añadió mucho más. Al salir del hospital yo me encontraba bien, con la vivencia de un mal sueño y dispuesto a volver a mi rutina, a mi normalidad. La verdad es que no me interesaba nada buscar más información (este tema la retomaremos después). Sin embargo, la EM es mucho más, es algo que interesa conocer. De ahí que, a posteriori, haya recopilado estos datos que, desde un enfoque objetivo y a la vez divulgativo, nos acercan a la enfermedad y nos van a permitir que todo lo que sigue en esta especie de cuento compartido lo comprendamos mejor y lo vivamos más próximo.

La esclerosis múltiple: un cuadro muy particular. Mi esclerosis múltiple

Si yo les digo que la EM consiste en una enfermedad del sistema nervioso central (cerebro y médula espinal) que implica una patología inflamatoria desmielinizante, y que la mielina es una materia grasa que aísla los nervios, que actúa como la cobertura de un cable eléctrico, posibilitando que se transmitan sus impulsos rápidamente y permitiendo así realizar movimientos suaves, rápidos y coordinados con poco esfuerzo consciente; si yo les digo todo esto, además de definir clínicamente la esclerosis múltiple, entenderemos más fácilmente cómo la inflamación y posterior pérdida de mielina (desmielinización) van acompañadas de un trastorno en la capacidad de los nervios de conducir impulsos eléctricos desde el cerebro, y, en consecuencia, comprenderemos más fácilmente toda la sintomatología motriz característica de la enfermedad: espasticidad y problemas de equilibrio y coordinación, así como otras sintomatologías funcionales con base motriz (como, por ejemplo, problemas de vejiga y/o intestinales).

¡Qué maravilla si hubiera una medicación específica que regenerara la mielina! Sin embargo, desgraciadamente, esa panacea no existe y, hoy por hoy, la EM es incurable, lo que nos podría llevar a vislumbrar un horizonte sombrío.

Si además tenemos en cuenta que se trata de una enfermedad crónica y progresiva de curso variado e impredecible y de etiología desconocida, entenderemos que la indefensión y la incertidumbre que podamos sentir están plenamente justificadas, y que resulta absolutamente legítimo y comprensible cuestionarnos «qué hemos hecho algunos para merecer esto», **«qué hemos hecho»** para ser de ese 10-30 por 100.000, que es en España el porcentaje de afectados de EM.

Pero, gracias a Dios, el tema no es tan grave. Yo, al menos, así lo siento. Si pensamos que la enfermedad no es mortal, que la duración de la vida no se ve afectada y que sólo en contadas ocasiones llega al 10 por 100 el número de personas con EM que presentan sintomatología cognitiva —problemas de memoria a corto plazo, de concentración y de razonamiento— que le dificulte la vida diaria, es para ser optimistas y para pensar que tenemos muchos boletos para que nuestra conciencia y nuestro corazón puedan quedar indemnes, y que, en consecuencia, la enfermedad no nos esclavice ni domine nuestra existencia.

Sí, además, aunque la prevalencia de afectación es del 50 por 100 mayor en mujeres que en hombres, sabemos que la EM no es hereditaria ni contagiosa, podemos mirar con tranquilidad a nuestros hijos (a mis dos hijas en mi caso) y soñarles un futuro normalizado.

Y también se nos enciende la bombilla del optimismo cuando pensamos que el futuro de la enfermedad puede ser muy poco grave dependiendo del tipo de EM. El diferente curso de la enfermedad vendrá dado por la modalidad o tipo de esclerosis múltiple que tengamos. Así, mientras existen algunas personas que se ven mínimamente afectadas por la enfermedad, existen otras que avanzan rápidamente hacia la incapacidad total.

En las EM progresivas (primaria y secundaria) la incapacidad se desarrolla en el curso de la enfermedad con un empeoramiento creciente de los síntomas después de haberse iniciado (secundaria) o no (primaria) con recaídas y remisiones (brotes). Suponen el 55 por 100 que se corresponde con las patologías más graves, incluido el 15 por 100 que se calcula de discapacidad severa (silla de ruedas) (datos tomados de MSIF, Multiple Sclerosis International Federation).

El otro 45 por 100 de pacientes afectados de EM presentan un cuadro clínico «benigno», caracterizado por brotes: aparición imprevisible de una nueva sintomatología o empeoramiento de una ya existente, de duración variable (días o meses), y con recuperación parcial o total. De estas personas, un 20 por 100 presentan solamente uno o dos brotes a lo largo de su vida, con recuperación total, y viven una existencia normal y productiva. Observamos, pues, optimistamente, cómo casi la mitad de las personas afectadas presentan un cuadro «benigno».

Añadamos otra reflexión positiva: aunque, hoy por hoy, lo hemos comentado arriba, la enfermedad es incurable (ciertamente no existen medicamentos que curen la EM), sin embargo, sí existen tratamientos medicamentosos (interferón beta y otros) que, en algunos casos, pueden modificar el curso de la enfermedad, y son especialmente efectivos en las esclerosis múltiple del tipo «recaída-remisión». Además, desde este mismo enfoque terapéutico, tampoco nos sobra recordar que existen variados y positivos tratamientos para las diversas sintomatologías asociadas. Por todo ello, aunque la indefensión continúa siendo grande, no llega a ser total: nos quedan algunas posibilidades de control. Manteniéndonos en esta línea optimista, debemos resumir que la EM se trata de una enfermedad que **casi en la mitad de los casos es «benigna», esto es, que no es discapacitante,** lo que ya es un motivo de esperanza.

En otro orden de cosas, es preciso reseñar que cada caso es único y personal. **Cada uno de nosotros tenemos muestra propia y específica EM.** Yo no he visto dos iguales ni objetivamente muy parecidas, tanto en lo que se refiere a la sintomatología (cuantitativa y cualitativamente consideradas) como en lo referente al curso o evolución (velocidad y límite del proceso).

Mi esclerosis múltiple era, en el momento del diagnóstico, del tipo secundaria progresiva (la evolución lo ha ido determinando) de sintomatología leve respecto a la expresión motriz y sin sintomatología cognitiva asociada. Actualmente, ha empeorado sensiblemente desde el punto de vista de la funcionalidad y se presenta inminente la silla de ruedas. La cabeza y el corazón, gracias a Dios, parece que no están demasiado dañados. Y es desde aquí desde donde hablo, desde mi experiencia única y diferencial, pero con el convencimiento de que muchas de las reacciones y vivencias que les voy a presentar son generalizables (y, por tanto, compartibles) a las experiencias únicas y diferenciales de cada uno y de cada una de mis «hermanos y hermanas» en esta patología.

Asimilando el diagnóstico

Si, como hemos visto, cada EM, en lo que se refiere a características y pronóstico, es algo absolutamente personalizado por su peculiaridad individual, cuánto más singular y personal es el tema de las reacciones emocionales a los acontecimientos de la vida. Si el tema biológico —en teoría más objetivo— es así, cuánto más al tema de personalidad, sin duda más subjetivo. Por todo ello no es de extrañar que mi reacción al diagnóstico fue, como hubiera sido la de cada uno de ustedes, muy particular.

Comentábamos más arriba que mi situación en aquellos momentos, cuando salí del hospital, era de nebulosa y de aturdimiento por efecto del prolongado ingreso y de los fármacos: como despertando de un mal sueño. La verdad es que, aunque de una manera inconsciente me estaba preguntando que **«por qué a mí»**, realmente no tuve una vivencia consciente de gran desgracia cuando me diagnosticaron la enfermedad. Podríamos decir que mi perplejidad y estupor los viví sin conciencia de tragedia.

Por un lado, me encontraba con todas las funciones prácticamente normalizadas (ya había recuperado más de las tres cuartas partes de la visión) y me sentía como antes del ingreso. ¿Era para preocuparse? Por otro, mi presunto pensamiento estoico (estamos en el ámbito de las características individuales de la personalidad), posiblemente, me llevó a considerar y a tener presente aquello de Epicteto: «¿Por qué sufrir por algo que no está en tus manos controlarlo? Acepta los acontecimientos tal como suceden, sólo así la paz». En cualquier caso, por uno u otro motivo, mi reacción fue del tipo **«aquí no ha pasado nada, corramos un tupido velo y volvamos a la normalidad»**. Desde luego, una reacción que, en principio, no se correspondía demasiado con las tópicas que los clínicos especialistas comentan sobre el tema.

Éstos nos refieren distintos tipos de reacciones y de sentimientos, absolutamente normales por otra parte, que suponen lo que llaman «crisis del diagnóstico», y que, como hemos sugerido anteriormente, no se manifiestan necesariamente en todas las personas (como en mi caso particular). Reacciones y sentimientos de fuerte carácter adaptativo que en primera instancia ayudan a las personas a situarse frente a su enfermedad y, en segunda, a adaptarse a ella y aceptarla.

Así, para algunas personas, el diagnóstico supone un golpe tremendo e inesperado que las deja abatidas y paralizadas. Para otras, el diagnóstico despierta una curiosidad angustiosa y desaforada por querer saber más sobre la enfermedad, quizá en esa idea fantástica que nos hace soñar que cuanto más sabemos de un tema, más controlado lo tenemos, aunque ello solo sea parcialmente cierto.

En cualquier caso, se trata de reacciones y sentimientos que van a suponer la base de posteriores mecanismos de afrontamiento. Sentimientos como la incertidumbre, el temor o la tristeza, angustia o negación representan emociones negativas totalmente razonables que expresan la legítima ira y el comprensible rechazo a una situación de la que no hemos sido en absoluto responsables, sentimientos y emociones que, a lo largo del proceso, darán paso a nuevos ajustes personales y que acabarán en la adaptativa aceptación de la enfermedad como tal.

Como hemos referido antes, mi reacción al diagnóstico pasó rápidamente de la perplejidad al olvido, del asombro a la distancia; esto es, de la desorientación a la negación inconsciente, supongo que como una manera más de expresar mi rechazo. Efectivamente, rehúso interesarme por la enfermedad, rechazo información sobre la misma y me quiero olvidar del tema. Razonamientos como «por ahora estoy bien, y lo que tenga que ser será» o «no tengo por qué sufrir por algo que no está en mis manos poderlo cambiar» regían mis pensamientos y dirigían la elaboración y adaptación a mi nueva situación: la de una persona que **no quiere saber nada de su enfermedad**. Estoy bien, todo ha sido un mal sueño y el futuro ya vendrá. El «qué he hecho yo para merecer esto» dura poco y se desvanece rápidamente en mi conciencia.

Una reacción de este tipo ante el diagnóstico, ¿la podemos considerar sensata y cabal? Tenemos por delante un interesante y sugestivo debate.

Yo no soy mi enfermedad

Ciertamente, la cuestión que acabamos de plantear es tremendamente interesante en sí misma, y mucho más en la medida que nos puede ayudar a analizar y comprender más y mejor nuestras reacciones ante situaciones traumáticas en general y ante un diagnóstico no deseado e inesperado en particular.

A lo largo de nuestra vida estamos continuamente expuestos a situaciones de indefensión que frecuentemente vienen acompañadas con desajustes motivacionales y emocionales. Se trata de situaciones, muchas veces recurrentes, en las que las personas no tenemos capacidad de soslayarlas, de gestionarlas o de controlarlas. Son situaciones traumáticas e inevitables. M. Seligman, en 1975, fundamentándose en una serie de experimentos con perros sometidos reiteradamente a acontecimientos aversivos (descargas eléctricas) e inescapables, observó que aquéllos quedaban como alelados, paralizados, sin responder a nuevos estímulos a los que anteriormente reaccionaban con absoluta normalidad. Podríamos decir que los perritos habían «malaprendido» a no reaccionar, a aceptar indefensos cualquier contrariedad que les lloviera; podríamos decir, en lenguaje coloquial, que los perritos «habían tirado la toalla». A esta reacción claramente desadaptativa, Seligman la conceptualizó como **indefensión aprendida (learned helplessness)**. Se trataba, efectivamente, de una reacción anómala de desmotivación y de una manifestación de emociones negativas de tipo depresivo.

Y verdaderamente corremos el riesgo de comportarnos de esa manera en situaciones que nos sobrepasan porque nos sentimos indefensos al no tener el más mínimo control sobre la situación. Todos habremos comprobado en nosotros mismos la tendencia al «pasotismo» cuando, hagamos lo que hagamos, nuestra conducta no va a implicar un cambio a nuestro favor en el medio ambiente que nos rodea. Y habremos observado y sentido también en multitud de ocasiones que detrás de este comportamiento se esconde una sintomatología de carácter depresivo. Y recibir un diagnóstico inesperado del tipo de la esclerosis múltiple constituye, evidentemente, una situación-riesgo.

Curiosamente, Seligman no hace más que centrarnos la atención a nivel científico en algo que, veinte siglos antes, los filósofos griegos —concretamene los filósofos estoicos— nos sugerían con máximas del tipo «no te preocupes más que por aquello sobre lo que tienes control, que lo puedas cambiar». Nos estaban insinuando conceptos muy interesantes, como los que vienen a continuación, representados por teorías que pretenden prevenirnos contra la indefensión.

Nos estamos refiriendo a teorías tan sensatas como las modernas teorías de la autoeficacia *(self-efficacy)* o del autocontrol, o las más recientes de la autodeterminación *(self-determination),* planteamientos que se fundamentan en algo tan cabal como la búsqueda de sensaciones de protagonismo existencial *(sirvo para algo y en mi mano está de algún modo el curso de las cosas)* en las diversas manifestaciones de nuestra vida para prevenir y evitar conductas desadaptadas derivadas de la indefensión aprendida. Efectivamente, si yo vivo sin sentirme protagonista de mi propia existencia, llevo muchos números para que me toque el premio del desánimo y la depresión. Y esto nos vale en lo educativo, en lo profesional, en lo relacional y, evidentemente, en nuestra interacción con la enfermedad. En la medida que tenga un cierto control sobre mi propia enfermedad, ésta no me producirá incontrolables emociones negativas.

Por otro lado, la actual psicología cognitiva nos aporta algo que también nos va a encajar perfectamente en nuestras reflexiones sobre la reacción al diagnóstico. Albert Ellis, uno de los padres de esta corriente psicológica, nos recuerda que «la perturbación emocional aparece cuando nos tomamos demasiado en serio la vida, exagerando la importancia de las cosas», y aquello que nuestros, ya amigos, estoicos nos sugerían hace casi dos mil años: «lo que en verdad nos espanta y desalienta no son los acontecimientos exteriores, sino lo que pensamos, la interpretación que sobre su significado hacemos sobre ellos» (Epicteto). ¡Ojo!, pues, con las distorsiones de nuestros pensamientos. Que nuestros pensamientos sean lo más objetivos y ecuánimes posible.

En el marco de estas recomendaciones que nos aportan las psicologías cognitiva y del autocontrol, podríamos decir, de entrada, que la reacción de conexión y búsqueda de información y conocimiento sobre la enfermedad y sobre las posibilidades de tomar parte activa en el proceso terapéutico es una reacción tremendamente sensata. Y lo es porque detrás de todo ello está latente la opción de control que nos va a proporcionar el consabido sentimiento de autoeficacia, y con él la evitación de emociones negativas derivadas de la indefensión. Con ello nos vamos a sentir de alguna manera protagonistas controladores del curso y las manifestaciones de la enfermedad. ¿No es maravilloso, acaso, poder sentir que la enfermedad no depende de fuerzas exteriores y que, de alguna manera, el proceso depende de uno mismo?

Además, este conocimiento de la enfermedad nos puede llevar a objetivar nuestro pensamiento sobre la misma, a suprimir los fantasmas y ajustar las fantasías que nos acompañan y, en definitiva a la mejor aceptación del diagnóstico.

Inmersos en este discurso, podríamos decir que aquella reacción «autista» de desconexión, distancia y negación de la enfermedad que yo presenté después de recibir el diagnóstico fue una reacción un tanto insensata e irresponsable. Posiblemente sea así, aunque yo no tengo tan claro que se tratara de un gran despropósito. Y me voy a intentar explicar.

Estamos ante una reacción que de entrada conecta perfectamente con la teorías estoicas de aceptación de lo inevitable de la vida, y la esclerosis múltiple, en la medida en que es incurable, representa una situación esencialmente ineludible, una enfermedad de radical imposibilidad de control. ¿Por qué preocuparnos por algo que, haga lo que haga, va seguir su inexorable proceso? Aceptación estoica o aceptación fatalista que no implica una dejación de nuestra parte de trabajo y responsabilidad, ya que «sólo al aceptar las limitaciones y las fatalidades de la vida y trabajar con ellas en lugar de combatirlas, nos haremos libres».

Hace unos días me presentaron a un joven profesor de 39 años recientemente diagnosticado de EM. Yo me puse a su disposición por si quería comentar o compartir algo sobre su enfermedad. Me dijo que se encontraba bien y que gracias por el ofrecimiento, pero que, por el momento, no quería saber ni hablar nada de ella. Continuamos hablando de su trabajo en la universidad y nos despedimos al rato... Le entendí tan bien... Lo sentí tan cerca...

Y es que la desconexión, la negación en un momento determinado no tiene por qué ser necesariamente algo desadaptativo. Pudo ser Napoleón quien firmó la universal sentencia de «una huida a tiempo puede ser una victoria». Y la verdad es que mi amigo profesor puede vivir unos años esencialmente al margen de su enfermedad, inconsciente de ella, como si no la tuviera. Y esto, de momento, evita preocupaciones añadidas. Posiblemente, la receta mágica sea «**ser conscientes de la enfermedad y vivir como si no la tuviéramos**».

Aquí enlazamos con algo que, creo, merece la pena compartir. Se trata de una convicción que, conforme avanza mi proceso degenerativo, cada vez tengo más arraigada: **evitar por todos los medios la esencialidad de la enfermedad**. Esta idea va a representar un tema recurrente a lo largo de este trabajo. **La EM es un accidente, una circunstancia.** Parafraseando a Ortega y Gasset, habría que decir «yo soy yo por encima de mis circunstancias», en vez del famoso «yo soy yo y mis circunstancias». Y es que una fijación excesiva en nuestra enfermedad nos puede anular. Una dedicación excesiva a la enfermedad nos hace correr el riesgo de que nos coma el pan del morral, que nos usurpe nuestra individualidad. Yo no soy mi enfermedad, yo no soy mi EM, por muy afectado que me encuentre. Mi enfermedad no debe ser lo más importante de mi vida.

De todo lo que acabamos de exponer, y volviendo a nuestra interesante discusión, cabría decir que sería maravilloso que cada uno encontrara, respecto a la enfermedad, **la distancia óptima,** una distancia óptima que no es universal, sino que cada uno de nosotros tenemos la nuestra, particular y única. Lo que me sirve a mí no tiene por qué servirle al otro. Y al revés, eso que a ti te ordena, a mí me agobia. Esto me parece fascinante: también en la enfermedad soy único e irrepetible, y ello es así porque, evidentemente, **yo sigo siendo yo por encima de la enfermedad.** La reflexión sobre la distancia óptima en nuestro posicionamiento frente a la enfermedad nos lleva colateralmente a señalar cómo las posturas extremas no son demasiado recomendables (extensible a todas las manifestaciones de la vida). Una distancia máxima nos llevaría a una negación patológica a espaldas de la realidad, a una frívola inconsciencia. Por el contrario, una distancia mínima nos llevaría a esa peligrosa identificación de la que estamos hablando, con el grave riesgo de que la enfermedad nos anule nuestro ser persona, nos fagocite en sus sombras.

Así pues, y dicho todo lo dicho y discutido todo lo discutido, con la experiencia actual, hoy, ¿yo hubiera reaccionado frente al diagnóstico igual a como reaccioné en su día? Aceptando mi desajustada conducta evitativa, pienso que sí. Además, mi negación inicial al tratamiento coincide con la comprobación de mi patología secundaria progresiva, tipo de EM para la que los interferón y otros nuevos fármacos (que yo me negué a tomar) son prácticamente inocuos, o al menos no se ha probado experimentalmente su eficacia en el curso de la enfermedad. No obstante, posiblemente sí ajustaría el comportamiento en lo referente al ideal que ya hemos insinuado: ser más consciente de la enfermedad, pero viviendo como si no la tuviera. Ello me llevaría a recortar la distancia y acercarme a ella para posibilitar ciertas estrategias de control de fuerte carácter preventivo que desarrollaremos en el siguiente capítulo.

Resumiendo, ya hemos recibido el diagnóstico, y, la verdad, no es un regalo apetecible. Se nos ha quedado la cara de tonto. ¡Qué faena! Surge la incertidumbre, ¿qué evolución seguirá la enfermedad? Recuerdo que tengo el 50 por 100 de posibilidades de que mi esclerosis múltiple sea «benigna», y esto me tranquiliza un poco. Aun con todo, ¡qué faena! Pero aquí no se acaba el mundo, y menos mi mundo. La EM no me va a robar la cuna y, desde la distancia óptima, voy a controlarla en la medida que pueda, y voy a vivir como si no existiera.

Y ello es para estar optimista: el tema no es tan grave. En gran manera, está en mis manos modular las repercusiones de la enfermedad en mi persona. Recordemos que no podemos elegir las circunstancias externas, pero sí la forma de reaccionar ante ellas. Una forma de presentar batalla a la libertad perdida.

Además, también lo hemos visto, tenemos una posibilidad de control, de autoeficacia, en la medida que seamos protagonistas de nuestra vida, incluyendo todo tipo de adversidades. Estamos totalmente de acuerdo con J. A. Marina cuando dice que «la fuente de la felicidad no está en tener mejores o peores cartas, sino en saberlas jugar». Y esto depende de nosotros y, nunca mejor dicho, está en nuestras manos.

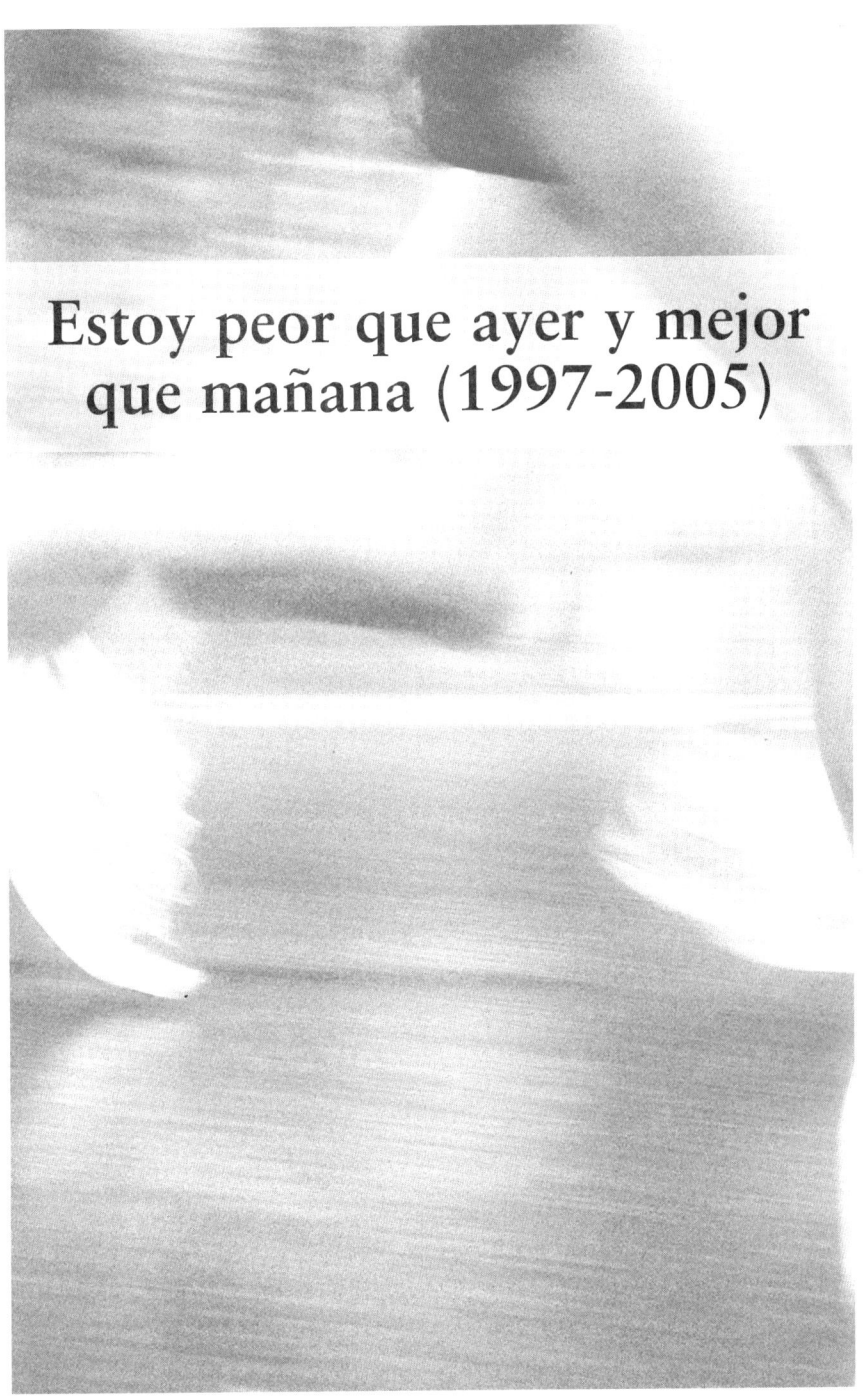

Estoy peor que ayer y mejor que mañana (1997-2005)

Yo pienso, yo dirijo, yo tengo, yo sufro, yo espero,
Yo, yo, yo, yo...
¿Y si no hubiera historia
y eso del individuo ni tan siquiera fuera
una diminuta fantasía de Dios?

UNA VIDA PRÁCTICAMENTE NORMAL

Recuperados más o menos del susto del diagnóstico, volvemos a la normalidad y a las rutinas, regresamos a casa, pero lo hacemos acompañados, con un invitado obligado, en principio medianamente soportable y que acabará siendo de la familia: la esclerosis múltiple.

Comenzamos una etapa muy interesante que yo llamo **etapa de las limitaciones no significativas,** caracterizada por la manifestación y presencia de síntomas ni demasiado ni especialmente agresivos. La enfermedad va a seguir su avance inexorable, pero sin todavía repercutir significativamente en la funcionalidad de nuestra vida, que va a continuar básicamente normalizada.

Esta etapa va a ser más o menos larga dependiendo de cada persona y de la particular velocidad de evolución de su propia enfermedad. En mi caso va a durar aproximadamente ocho años, que se inician con una práctica normalidad funcional y que acaban con la insinuación de unos síntomas que comienzan a ser bastante lesivos, que yo llamo síntomas mayores, y que, en su momento (en la próxima etapa), provocarán un importante cambio adaptativo. Estamos, pues, en una fase que comienza con la vuelta al trabajo normal y que con el paso del tiempo, lenta y progresivamente, puede irse adaptando a la motricidad afectada (personalmente, fui dejando de dar las clases de pie y reduciendo mi uso de la pizarra), hasta finalizar en la ya presentada etapa siguiente, en la que vamos a tener que coexistir con una mayor o menor incapacidad laboral, lo que, gracias a Dios, en estos momentos no nos afecta. Estamos, por tanto, en una situación laboral normalizada o, a lo sumo, con adaptaciones no relevantes.

Una etapa que, a nivel de funcionalidad motriz, posibilita caminar, correr e incluso practicar ciertos deportes, pero que, poco a poco, va mermando esas posibilidades hasta llegar a un límite un poco exasperante, ya próxima la siguiente etapa, en el que te conformas, humilde, con caminar, despacio y ya tambaleante, un kilómetro seguido. Sin embargo, a nivel de la vida diaria, un kilómetro todavía da mucho de sí, tanto que en un futuro no muy lejano representará una distancia nostálgicamente añorada.

Una etapa que va a empezar a afectar a las relaciones sociales. Paulatinamente, el desarrollo de la enfermedad va a ir dificultando situaciones que impliquen un alto nivel de caminar o de ejercicio motor y con ellas, consiguientemente, posibilidades de ocio y comunicación social del tipo pasear, ir de compras o simplemente ir de cañas, actividades que normalmente las hacemos acompañados.

En síntesis, podríamos hablar de una etapa que supone un proceso gradual de deterioro funcional, de sutil restricción de contacto social, que día a día no lo notas, pero cuando miras hacia atrás, observas indefenso el inexorable paso de la enfermedad. Siempre contestaba lo mismo cuando la gente me preguntaba cómo me encontraba: **«estoy igual que hace un mes, pero evidentemente peor que hace un año».**

Una etapa, en definitiva, de muchas pequeñas pérdidas, de muchas «minidisfunciones», no graves desde el punto de vista de la autonomía básica, pero que pueden resultar muy importantes desde el punto de vista psicológico. Lo vemos ahora.

DEL IMPERCEPTIBLE DUELO PERMANENTE A LA PROGRESIVA CONCIENCIA DE ENFERMO CRÓNICO

En la historia de cada uno de nosotros, esta fase es, probablemente, la menos considerada. Y tampoco nos tiene que extrañar demasiado. Se trata de una época en que, aunque existe un deterioro progresivo, la situación funcional no es excesivamente limitada, no es grave, y del que, en muchos momentos, apenas somos conscientes. Y como vimos en el capítulo anterior, ello no es ni bueno ni malo, ni negativo ni positivo, simplemente ocurre, simplemente es así: con unos efectos muy adaptativos y con otros que lo son menos. Sin embargo, al margen de ello, podríamos decir que se trata de una etapa muy interesante en la que, lo examinaremos más tarde, se pueden dar (de hecho se dan) cambios importantes en nuestra persona. Y es que, aunque la sangre no llega al río (recordemos que es una etapa caracterizada por la práctica normalidad funcional), los procesos psicológicos que subyacen más o menos conscientemente son potentes y de gran importancia para la aceptación de nuestra enfermedad.

Efectivamente, estamos hablando de una situación en la que poco a poco, se nos va reduciendo libertad de movimientos; en la que, progresivamente cada día, estamos un poco más imposibilitados para realizar determinadas tareas. Inexorablemente, vamos perdiendo, vamos dejando atrás, una parte de nosotros. Estamos ante una etapa caracterizada por la pérdida, por un duelo permanente que tiene dos peculiaridades importantes. Por un lado, se trata de un duelo por pérdidas que no son excesivas ni especialmente dolorosas, por otro, estamos ante una situación en la que el duelo no tiene solución de continuidad. Se trata de un duelo imperceptible, constante, ininterrumpido. Pues bien, estas dos cualidades (levedad y recurrencia del estímulo) van a propiciar que acabemos **habituándonos a la pérdida,** al propio duelo, lo que va a resultar de especial importancia a la hora de tomar conciencia y aceptar la enfermedad.

Sabemos que el fenómeno de la habituación es una función adaptativa que poseen los organismos vivos de insensibilización progresiva, y, por tanto, de tolerancia a estímulos negativos. Se trata, pues, de una importante capacidad de adaptación al medio que, en nuestro caso, nos va a ayudar a digerir muchas frustraciones y nos va a posibilitar, sin demasiados traumas, convivir con un huésped que ya empieza a resultar un tanto incómodo. En definitiva, nos va a facilitar, sin darnos excesiva cuenta, la asunción de la, vamos a llamarla, conciencia de enfermo crónico no grave. Ese invitado obligado ha pasado a ser medio pariente, ya es prácticamente de la familia.

Son tantas las veces que tenemos que dar explicaciones sobre nuestra nueva situación que uno acaba tomando conciencia de su mal: «Qué te ha pasado que andas tan cojo», te preguntan. Y, a la de cien, uno, un poco harto, pero con una buena dosis de humor, les contesta: «Que no estoy cojo, que soy cojo». O, también, son tantas veces las que hemos dicho que no a determinadas invitaciones —excursiones, viajes, fiestas, por ejemplo— que uno lo va asimilando con naturalidad, sin mayores frustraciones. Hemos asimilado la **conciencia de enfermo crónico no grave** y sus limitaciones.

Y hablamos de enfermedad no grave porque, efectivamente, todavía no tenemos una conciencia asumida de discapacidad. Todavía pensamos que lo tenemos todo más o menos controlado y que este grado soportable de disfuncionalidad va a perdurar eternamente. (Cuando hace poco más de cinco años yo entraba del brazo de mi hija mayor a la iglesia el día de su boda, apenas se notaba mi cojera, y ni por un momento se me pasaba por la imaginación que, cuatro años después, iba a realizar la misma entrada con mi hija pequeña torpemente y ayudado de un bastón.)

No obstante, esa conciencia (aunque puede ser incompleta y puede correr sus riesgos, como vamos a ver en la discusión que sigue) también puede (y debe) ser maravillosa: esa momentánea y circunstancial aceptación de la enfermedad nos va a llevar a aceptar nuestra pequeñez, lo que, a su vez, constituye el fundamento que puede posibilitar la conciencia de nuestra grandeza.

Aprendiendo a vivir con la EM

Esta etapa de duración variable que nosotros hemos venido llamándola como «etapa de limitaciones poco significativas» representa una fase en la evolución de la EM a la que quizá no se le da la importancia que tiene, lo que, por otra parte, es fácilmente comprensible. Se trata de un tiempo en el que, por definición, las manifestaciones disfuncionales de la enfermedad no son espectaculares y, en consecuencia, los cambios adaptativos tampoco son espectaculares. En las etapas que siguen, la sintomatología (limitaciones graves y gran incapacidad) va a resultar llamativa, y los cambios (adaptaciones significativas y silla de ruedas) aparatosos y aparentemente dramáticos.

Sin embargo, se trata de un momento, ésta es nuestra hipótesis, que no representa simplemente una etapa de transición o de espera, sino que es de gran importancia para nuestro devenir y futura convivencia con nuestra enfermedad. En aquélla, se van a consolidar las bases de una buena aceptación de ésta y, además, si la trabajamos, podemos desarrollar interesantes estrategias preventivas para nuestro futuro inmediato.

Sobre el primer supuesto, el relativo a la toma de conciencia y posterior aceptación de la EM, ya hemos insinuado algo cuando hablábamos de la habituación y la interpretábamos como una capacidad del ser humano de fuerte carácter defensivo. En la medida en que, poco a poco, aprendíamos a perder y nos habituábamos al duelo, íbamos adquiriendo una sutil y callada conciencia de enfermo crónico que en teoría nos podía llevar a aceptar con cierta naturalidad positiva nuestra propia enfermedad. Y nosotros creemos que esto puede ser así, aunque el proceso no resulte tan sencillo ni el camino tan fácil. Casi nunca las pérdidas son neutras y desapasionadas. Posiblemente, nunca las pérdidas son gratuitas.

¿Se han fijado ustedes que este proceso supone una exposición continuada y sin control por nuestra parte a situaciones de pérdida, esto es, a situaciones negativas? ¿No estamos, por tanto, ante una situación perfecta e inmejorable para desarrollar la indefensión tal como la hemos descrito en el capítulo anterior? Sin duda alguna. Y si no hacemos algo que lo compense, nos podemos ver abocados a una conciencia pasiva, fatalista y amargada de nuestra enfermedad. Si no hacemos algo que lo neutralice, corremos el riesgo de, en vez de aprender a perder y a normalizar la pérdida, aprender exclusivamente a ser derrotados; en vez de adquirir una conciencia lúcida y positiva de enfermad crónica que puede convivir con nosotros sin usurparnos la identidad, adquiramos una conciencia sórdida y negativa de enfermedad crónica, una enfermedad que nos ha robado la voluntad y la libertad y nos domina de tal modo que contra ella no podamos hacer nada. Estamos hablando, claro está, de la conciencia depresiva.

Por tanto, nos las tenemos que ingeniar para evitar este serio peligro. Y también, como decíamos atrás, el mejor camino puede que sea el camino de la búsqueda de autoeficacia, de búsqueda del control suficiente que nos recuerde que aún tenemos muchas cosas que hacer, que nos recuerde que aún estamos vivos.

Se trata de aprender a perder porque paralelamente estamos aprendiendo a ganar. Se trata de aprender a dejar porque paralelamente estamos obteniendo otro tipo de bienes, como, por ejemplo, ser protagonistas activos de nuestra enfermedad o fortalecernos física y psicológicamente de cara a presentarnos sólidos y resistentes en posteriores lides. Se trata, en definitiva, de **aprender a vivir con la EM** enfocando nuestra acción en actividades de control y prevención por un lado, y en actividades de fortalecimiento y crecimiento personal, por otro.

Hablamos de desarrollar actividades de autodeterminación que nos posibiliten sensaciones de que, en alguna medida, el futuro de la enfermedad está en nuestras manos y depende de nosotros. Actividades como el ejercicio (rehabilitación), la comunicación familiar o el desarrollo del ocio son algunos de los ámbitos mejorables en este sentido, ámbitos que, por otro lado, en bastantes casos (incluido el mío) no se contemplan, sobre todo al principio de la etapa, cuando la disfuncionalidad es inapreciable, ya que sólo parecen tener sentido al final de ella, cuando las disfunciones empiezan a manifestar mayor virulencia. Yo personalmente, y basado en estos mismos razonamientos, caí en ese error y descuidé algo que es bastante más importante de lo que parece: **el potente efecto preventivo de la conducta autodeterminada.**

De esta manera, el ejercicio físico y la fisioterapia nos pueden ayudar a mantenernos en la mejor forma posible. La natación, los paseos, el yoga y las tablas gimnásticas son algunas de las posibilidades que merecen la pena trabajar antes de que surja la necesidad.

Por otra parte, fortalecer la comunicación en momentos en que las relaciones interfamiliares son correctas también tiene su importancia. Por el momento, quizá todo siga igual en la organización familiar; sin embargo, más pronto de lo que hubiéramos querido, el ajuste y cambio de roles va a ser necesario en muchos de los casos. **Compartir la enfermedad** con tu pareja, con tus hijos, con tu familia es un tema que, aunque parezca mentira, no es muy frecuente. Nos cuesta compartir la frustración, la inseguridad, la escondida mala autoimagen. Nos cuesta compartir la enfermedad. Y es que resulta menos fácil de lo que a simple vista pudiera parecer. ¿Por qué no empezar a desarrollarlo en momentos «no excesivamente traumáticos»? ¿Por qué no empezar a mejorar la comunicación en general y sobre nuestros propios problemas en particular, ahora que todavía estamos bastante bien? ¿Por qué no proporcionar protagonismo y autodeterminación a tu familia ahora que preside la normalidad? Personalmente, ésta ha sido, posiblemente, mi gran asignatura pendiente en mi «convivencia» con la EM y, posiblemente, de las pocas cosas que, sin grandes culpabilidades, me arrepiento.

Una reflexión muy concreta, pero que me parece relevante señalar en este marco de prevención y mejora del futuro inmediato, se refiere a dos fortalezas que pueden representar dos de las mejores armas adaptativas para optimizar nuestra convivencia con la enfermedad, dos fortalezas que no todas las personas tienen, pero cuyo desarrollo puede suponer una de las mejores inversiones que podemos realizar de cara al día de mañana. Me estoy refiriendo a la **lectura y a la música**. ¿Existe algo que pueda proporcionar más autodeterminación, autoeficacia y felicidad a una persona con una grave incapacidad motriz? No creo que haya demasiadas. Cuando uno camina, va de compras, hace deporte o trabaja normalmente, no echa de menos leer o escuchar música. Pero cuando uno, a causa de la enfermedad, va a pasar tantas horas sin salir de casa, un libro o un disco pueden acabar siendo los mejores compañeros y, en algunas ocasiones, los mejores amantes. Si aprendemos a amar la lectura y la música, posiblemente habremos conseguido una poderosa herramienta de salud mental para el futuro. Y esta etapa es un buen momento para ello.

En ese aprendizaje a vivir con la esclerosis múltiple, que no es otra cosa que el aprendizaje a la aceptación creativa, sugeríamos un segundo bloque de actividades: las relativas a lo que podríamos llamar **actividades de crecimiento personal**. Su carácter preventivo y saludable también es indiscutible.

En la evolución de la EM, las etapas que siguen van a suponer un mayor riesgo desadaptativo y, en consecuencia, una mayor capacidad de afrontamiento por parte de las personas afectadas. Las vivencias de ineficacia, de impotencia o de indefensión están mucho más justificadas que en la etapa anterior, dada la violencia de la sintomatología. Y tenemos que estar más preparados, más fuertes, si no queremos morir en el empeño. Pero la fortaleza no llega de repente, ni tampoco depende exclusivamente de nuestras idiosincrásicas características de personalidad. Las fortalezas y repertorios positivos de la personalidad, en buena parte, se pueden aprender. Podemos aprender a aceptarnos (no olvidemos que la aceptación es un proceso) y a ser más positivos. De ahí que en esta etapa, que ha empezado con la práctica normalidad y va a acabar avistando las orejas al lobo, sería maravilloso que trabajáramos nuestro crecimiento personal, que desarrolláramos lo mejor de nosotros mismos para estar preparados para afrontar las próximas tempestades. La metodología que sugerimos para ello son los llamados programas de psicología positiva, uno de los cuales, el **Programa «Fierabrás»** propondremos y desarrollaremos con detalle en la segunda parte de este libro.

En síntesis, esta etapa, la llamada de las limitaciones no significativas, es una etapa que si bien no cobra relevancia por la expresión de sus manifestaciones disfuncionales, parece ser que puede tener más importancia de la que normalmente le damos. Es una etapa que, según como la vivamos, puede suponer una base sólida para la madura aceptación de nuestra enfermedad, para una convivencia estable con ella, a partir de una equilibrada conciencia de enfermo crónico, o, por el contrario, dada nuestra continua exposición a las pérdidas, puede incubar un estado de indefensión que nos puede conducir a una sintomatología depresiva.

Por todo ello, estamos ante una etapa que es mucho más susceptible de lo que creemos de ser considerada y trabajada. Es la ocasión de, aunque no podamos cambiar las cartas, adoptar otra estrategia, otra manera de jugarlas que nos proporcione seguridad o incluso nos dé alguna ventaja para la próxima partida, que se nos presenta dura y complicada, porque, no lo olvidemos, hoy, también peor que ayer, voy a estar mejor que mañana.

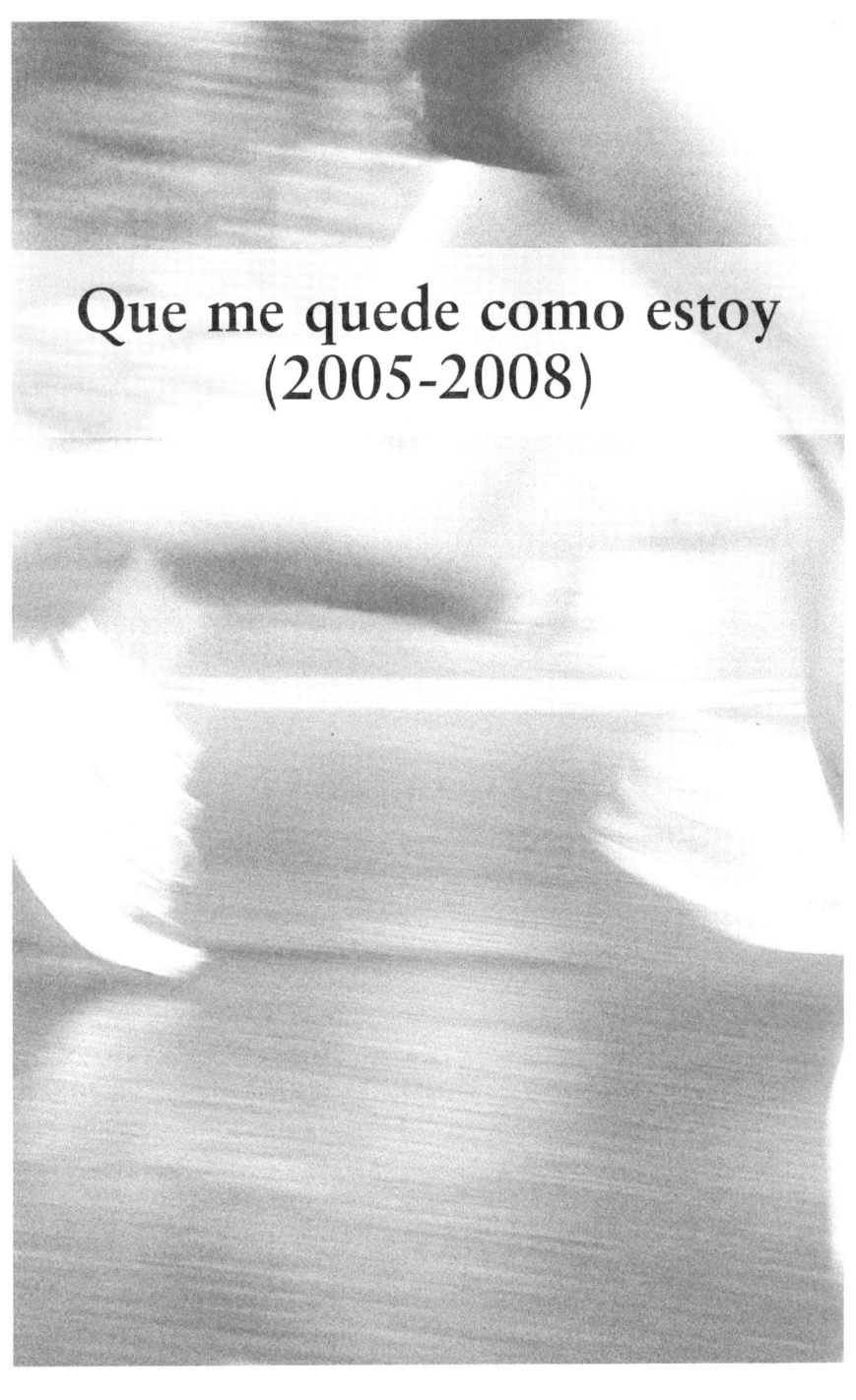

Que me quede como estoy
(2005-2008)

Ese gris de otoño,
sin pulso mi alma sojuzgada al color tibio de la tarde,
ingrávido y pesado en un mismo ay mi pensamiento.
A ese gris de otoño
todos mis poros se entregan.
No me siento, no me pienso, no recuerdo...
Y todavía no ha llegado la noche...

SE MANIFIESTAN LAS GRAVES LIMITACIONES

La perspectiva que vislumbrábamos para esta etapa, ya lo insinuábamos en el capítulo anterior, no era precisamente la más atractiva. Efectivamente, llegamos a una fase evolutiva en la que una seria sintomatología se hace manifiesta, por lo que la podíamos llamar **la etapa de las limitaciones significativas**. Una fase, podríamos decir, en la que la EM nos enseña sus credenciales y presupone, ¡pobre ingenua!, que nos va a ganar la partida. Una fase donde ese apegado a la familia empieza a ponerse un tanto insoportable. Una fase que nos va a exigir mucha concentración para optimizar nuestras cartas...

Pero, ¿realmente es para tanto? Echemos un vistazo y opinen ustedes.

La marcha se ha hecho cada vez más limitada y desequilibrada. La deambulación es mínima y torpe, no llega a los 20 o 30 metros al final de la etapa. El uso del bastón (eso sí, nos añade un porte aristocrático) está obligado desde los inicios de la misma. Por otro lado, esa marcha titubeante e incierta, con o sin bastón, implica continuos apoyos forzados para no caernos. Imagínense las disfunciones por sobrecargas y ligeras tendinitis de manos, muñecas y miembros superiores. La fisioterapia al poder.

Si a ello le añadimos los serios problemas de equilibrio y la inestabilidad en la marcha, nos encontramos, efectivamente, en la etapa de las caídas. Caerse al suelo, levantarse o ser levantado, supone unos movimientos psicológicos muy interesantes, por lo que dejamos el tema para comentarlo más despacio en el apartado siguiente.

Otro tema relevante (y cabreante) en este ámbito del deterioro motor es el que hace referencia a la progresiva incapacidad para mantenerse de pie el más mínimo momento. ¡Cómo puede limitar las conductas más sencillas de la vida diaria!

Lógicamente, con estas limitaciones de base, nos resultará fácil imaginarnos las dificultades domésticas consiguientes que nuestro ya cansino compañero nos depara. Vestirse comienza a ser una prueba de habilidad y paciencia, una auténtica reválida. Ponerse los pantalones es de sobresaliente; los calcetines, de matrícula de honor. Todos los días un examen de preguntas cada vez más difíciles.

Respecto al aseo personal, recordamos que es el momento de adaptar el baño: suprimir la típica bañera y adecuar una ducha sin barreras es la adaptación más habitual. El arreglo personal se hace cada vez más lento. El «vísteme despacio que tengo prisa» ya no es sólo una buena recomendación, es una necesidad.

Hacer las comidas, limpiar y arreglar la casa, planchar, y todo el repertorio de tareas domésticas, ante la imposibilidad de mantenernos de pie, queda terriblemente limitado.

En la misma línea podríamos hablar de las limitaciones sociolaborales. La posibilidad de continuar con nuestro trabajo habitual, como en la etapa anterior, se hace impensable en la mayoría de los casos. Personalmente (me considero un privilegiado), he tenido que reducir a más de la mitad mi jornada docente, así como adaptarla (sentado, nuevas tecnologías ...) para ajustar mi funcionalidad al puesto laboral. Estamos, por tanto, en la etapa de la gestión de los distintos tipos de incapacidades laborales.

Asimismo, por esos mismos inconvenientes en materia de desplazamientos y de acceso a diferentes lugares, las relaciones sociales quedan objetivamente limitadas y restringidas a las que no exigen más que una marcha de unos pocos metros y, desde luego, ningún esfuerzo motor.

Ustedes juzgarán por sí mismos. Hemos repasado diversos ámbitos, el primariamente funcional, el doméstico y el sociolaboral, y en todos ellos las limitaciones comienzan a ser verdaderamente serias, en todos ellos la autonomía está seriamente comprometida; sin embargo, no es suficiente motivo para desesperarse. Uno todavía puede acicalarse, quedar con un amigo para tomar una caña, comprarse un libro, preparase un bocadillo y echarle humor (aunque a veces sea un poco negro) a la vida y realizar y disfrutar de infinidad de cosas más...; por todo ello nuestra vida puede seguir siendo maravillosa...

En cualquier caso, esta etapa va a resultar especialmente dura y va a exigir numerosos ajustes psicológicos y esfuerzos adaptativos; y es que esto de la esclerosis múltiple no es una broma, esto va en serio.

Salta la alarma: esto va en serio

En esta etapa, el grado de las limitaciones va a hacer saltar la alarma. Hasta ahora todo había sido más o menos normal y, desde luego, la percepción del proceso nunca grave. Nuestra actitud frente a la enfermedad, hasta ahora, había sido benévola y despreocupada, aunque no se tratase de una reacción frívola. Era lo que la ocasión aconsejaba, lo que se ajustaba a las circunstancias. En estos momentos, aquéllas han variado de un modo sustancial y toda nuestra persona, íntegramente, va a intentar adaptarse al cambio, lo que va a suponer una serie de movimientos cognitivos (de conciencia), emocionales y de comportamiento tremendamente interesantes.

La enfermedad va en serio. No se trata de un mal sueño, es algo real que no le sucede al vecino, sino a mí y sólo a mí. La enfermedad tiene ahora nombre y apellidos y ataca inequívocamente a mi persona. En estas circunstancias, uno empieza a intuir que la dialéctica con ella tiene todas las pintas de volverse encarnizada, incluso cruenta y, desde luego, totalmente personalizada.

Por otra parte, la convivencia con la enfermedad ya no se va a tratar de, como hasta ahora, algo más o menos liviano, siempre fácilmente soportable. Estamos ante unas manifestaciones graves e incapacitantes que las tenemos que compensar, digerir o torear de alguna manera.

Y, en esta línea, algo muy importante: ya no podemos adoptar posturas más o menos pasivas, tipo «laissez faire», sino que tenemos que pasar a la acción sin mayores moratorias ni elucubraciones mentales. El enemigo nos ataca y tenemos que pasar a la acción. O nos defendemos con toda la legítima violencia que seamos capaces o la EM nos lleva al huerto, nunca mejor dicho, a criar crisantemos y malvas. (En lo que queda de capítulo —y de libro— iremos viendo que, a pesar de la gran y violenta batalla interior, en esta guerra la sangre no va a llegar al río, el cual, eso sí, posiblemente, se alimente de más de una lágrima redentora.)

Probablemente, el ajuste más básico e integral que vamos a realizar es el de asumir, sin resquicios, una **conciencia plena de enfermo crónico grave.** Lo de la cronicidad, como una especie de eterno e inseparable lastre, ya lo habíamos asumido en la anterior etapa. Pero el tema de la gravedad es totalmente nuevo. Y es que ahora y sólo ahora percibimos, con nitidez y sin autoengaños, lo pequeños que somos. Nuestro cuerpo, desvencijado y roto, se arrastra tratando de actuar con la autonomía de siempre. Vano intento. Nuestro cuerpo está muy limitado, sin ningún tipo de equívocos. No tenemos libertad de movimientos. Y lo grave es que la situación no sólo es irreversible, sino empeorable, y con ello nuestro nivel de dependencia. Grave, sí, pero sólo grave; no muy grave, no radicalmente grave. ¿Acaso no son libres nuestro corazón y nuestra mente? ¿Acaso están encadenados nuestras emociones y nuestros pensamientos? Como veremos en el apartado siguiente, es a partir de esta conciencia integral, total y no parcial, cuando vamos a ser capaces de asimilar y aceptar auténticamente la esclerosis múltiple en nuestras vidas.

Por eso, la conciencia de ser diferente nunca es esencial. Cierto es que esa sensación aparece cuando lo hacen las manifestaciones graves de la sintomatología, es decir, cuando se hace manifiesta la significativa y diferencial limitación funcional: necesidad de bastón, coche adaptado, incapacidad de estar de pie más de dos minutos seguidos, autonomía menor de 30 metros, imposibilidad de realizar un trabajo continuado de un horario normal, la incapacidad laboral... A partir de ahí, verdaderamente, sí que uno se siente limitado y diferente, pero sólo parcialmente diferente, **jamás esencialmente diferente**. Yo respiro, pienso, me comunico, sueño, me desespero y amo igual que todo el mundo. ¿Cómo voy a ser diferente? Lo esencial del ser humano, de la persona, no está en el cuerpo, sino en el espíritu: emocional e inteligente.

Paralelamente a esa conciencia de enfermo crónico grave se nos va desplegando en nuestro interior un cambio de chip, un cambio de conciencia que nos va a conducir, si las cosas se van desarrollando con normalidad adaptativa, en una maravillosa **«madurez prematura»**. Nos vamos a hacer precozmente «mayores». Pues bien, al margen de estos guiños humorísticos, lo que no podemos negar es que una sana conciencia de limitación nos puede llevar a valorar la vida y a nosotros mismos con otros parámetros, posiblemente de un modo más sabio.

Se nos quitan muchas vendas de los ojos y empezamos a ver más largo y más claro: quedan pocas cosas importantes de las antiguamente así consideradas. La vida cobra un valor y un sentido diferente. Empezamos a valorar cosas próximas que antes, quizá por demasiado rutinarias, no les dispensábamos la atención que merecían. Pequeñas actividades como pasear, sentir la grandeza de cualquier gesto de autonomía, de respirar, de vivir, la sonrisa de un amigo o el apoyo incondicional de tus familiares ahora cobran un sentido vital, referencial. Ciertamente, esto y no lo otro es lo importante, lo esencial: lo que está cerca de la emoción positiva, cerca de la vida.

En consecuencia, la relativización de los valores impuestos y establecidos acaba siendo una bendición. Los iconos que antes venerábamos ahora ya no nos sirven como referentes. Ya no nos importa su precio (el aparente valor conferido desde fuera). Éste no tiene nada que ver con la dignidad de la personas. Hemos aprendido a distinguir entre el valor y el precio. Lo que ahora nos importa es el verdadero valor de las cosas. Y el valor de las cosas, lo auténtico, lo esencial, lo importante es lo que está cerca de la vida significativa y, permítanme la vehemencia, del amor. Cambio en nuestros esquemas de valores. Se nos ha abierto, expandido y profundizado la conciencia. ¿Habrá que dar gracias a la EM?

De la misma manera, también podríamos «agradecer» a la EM el riesgo de trastornos del ánimo, de trastornos depresivos que, a pesar del amor, del optimismo y del humor, siguen estando ahí. Otra cosa es que al final vayamos a salir indemnes del conflicto. Pero el riesgo esta ahí. Lo vamos a ver con bastante claridad en este breve y aleatorio repaso de algunas de las difíciles y comprometidas situaciones que en esta etapa se nos presentan habitualmente.

Estamos en una etapa que, en nuestro deambular diario, es propicia a las caídas. Nuestra marcha es torpe, desequilibrada, insegura. La espasticidad nos bloquea los movimientos involuntarios de las piernas. Así que al mínimo descontrol mental, a la mínima falta de atención en el control de la propioceptividad de nuestro sistema locomotor, acabamos con nuestro cuerpo en el suelo. Esto es frecuente, muy normal, en la calle, en casa, en la cafetería, en el supermercado. Y la sensación de impotencia, de indefensión, de derrota, es infinita. Otra vez, ¡qué he hecho yo para merecer esto! Se trata, al menos en mi caso, de un momento en el que uno se olvida de esa maravillosa aceptación conquistada y se rebela contra el cielo. Por un instante nos hemos olvidado que somos algo más que un cuerpo medio inútil. Y conteniendo la blasfemia y la lágrima, y con la ayuda de una gente maravillosa, nos volvemos a poner de pie, controlando la ira, negando mayores contusiones, afirmando que estamos bien, quitando importancia para no dar lástima, normalizando la situación para no dar pena, y, desde luego, intentando devolver la mejor de las sonrisas a quien, tan natural y tan solícitamente, nos ha ayudado a levantarnos: «No ha sido nada, estoy bien, ha sido usted muy amable». ¡Qué bochorno! Todavía nos puede la imagen. Pero es más el sentimiento de fragilidad y de pequeñez que el de ridículo el que activa nuestra decepción. En cualquier caso, te queda tanta amargura por dentro...

A pesar de todo, lo vamos a discutir con más detenimiento en el siguiente apartado, el tema no es tan grave. Por un momento nos hemos identificado con nuestro maltrecho cuerpo y nos hemos sentido desvalidos e insignificantes, pero pronto recuperamos la sensatez y la conciencia: somos algo más, somos bastante más, somos mucho más. Tanto, que somos capaces de hacer de estas inevitables caídas un motivo de crecimiento personal, ya que detrás de ellas está funcionando algo que es susceptible de mejora: **la difícil capacidad de pedir y recibir ayuda** con naturalidad y sencillez. En la misma línea, nos encontramos con la tampoco nada fácil progresiva necesidad de delegar encargos y actividades en otras personas ante la imposibilidad de hacerlo nosotros mismos. Vuelve el tema de pedir ayuda. Otra vez el tema de la comunicación con nuestros seres cercanos. Otra vez el reto de la humildad. Otra vez la ambivalente función del orgullo. En seguida volvemos a ello.

Otro motivo importante de desánimo es el relativo a la incapacidad laboral, funcional y/o administrativa. Me da la impresión de que este tipo de jubilación anticipada muy poca gente la vivirá como una bendición. La persona se hace adulta para trabajar y ser útil a la sociedad, y deja de trabajar cuando se hace mayor. Mientras uno trabaja es considerado miembro de primera de la sociedad. Dejar de trabajar prematuramente y por motivos de enfermedad, si bien está libre de los sentimientos de culpabilidad derivados de la incapacidad por desidia y negligencia, no lo está de los inevitables sentimientos de ineficacia e inutilidad. Y es que sentirse activo y social y públicamente útil proporciona bienestar y autoeficacia. Ciertamente, a estas alturas de la historia, pocas somos las personas privilegiadas que (aunque sea en jornada reducida) continuamos trabajando. Verdaderamente esto de la incapacidad laboral es otro motivo de desaliento y tristura del alma. Sin embargo, ¿existe la posibilidad de ser creativo en nuestro limitado quehacer diario? Porque va a ser la creatividad la que nos puede sacar del atolladero, tema de una importancia adaptativa impresionante y, por supuesto, sobre el que reflexionaremos más adelante.

Y podríamos continuar repasando, además de éstas, otras situaciones en las que nuestras incapacidades quedan patentes y en las que el riesgo de indefensión es obvio. Son múltiples las coyunturas relacionales, estéticas o funcionales en las que la autopercepción está deteriorada y corre riesgo la autoestima. La vivencia de limitación, de pequeñez, de ser objeto de lástima, amenaza invadir nuestro corazón y nuestra mente. Sin apenas darnos cuenta, ese pensamiento distorsionado y patológico sobre nosotros mismos puede comenzar a invadirnos. Estamos en evidente riesgo de depresión. La etapa, como decíamos al principio del capítulo, acaba siendo una etapa difícil. Difícil de sobrellevar sin caer en el desánimo. Difícil de reconvertirla. Difícil de aplicarle defensivas claves de distancia, de humor o de emoción positiva. Sin embargo, esta etapa es un reto y, sin duda, hasta ahora, y posiblemente en todo el proceso de la enfermedad, la etapa clave en el camino de nuestra aceptación y de nuestro equilibrio emocional, en el camino de nuestra salud mental.

UNA ETAPA DIFÍCIL

Verdaderamente se trata de una etapa dura, difícil y, como acabamos de insinuar, de importante trascendencia para nuestra supervivencia mental en la medida que supone una batalla importante: si la perdemos, corremos el riesgo de que la EM se apodere de nuestra individualidad, de nuestra vida. Pero, por otro lado, también lo hemos apuntado, se trata de una etapa magnífica: momento maravilloso, saliendo airosos del trance, para madurar, reordenar nuestra vida y ser más felices.

El avance de la enfermedad nos va a llevar a situaciones límites en lo que se refiere a la funcionalidad y a la autonomía, que, a su vez, nos pueden producir profundas vivencias de indefensión y de baja autoestima. Si esto último sucede, es porque detrás se asienta una conciencia restringida y amargada de nosotros mismos y de nuestras posibilidades. Conciencia trágica y negativa cimentada en dos posicionamientos concretos: por un lado, vivirnos exclusivamente como cuerpo, y por otro, en consecuencia, contemplarnos básicamente desde lo que no podemos hacer. Éste es el peligro que nos acecha, razonable pero indeseable a la vez. El panorama no se presenta muy alentador, el futuro, descendente e inseguro. Incertidumbre a tope. Así no es de extrañar que un profundo y preocupante nihilismo nos llame a la puerta. La posibilidad de autodestrucción amenaza tan cerca...

Sin embargo, o nos liberamos de estas sombras o nos hundimos. No podemos coquetear con la nada. Urge, pues, un cambio de conciencia, un cambio de chip, una visión más positiva de nosotros mismos y de la vida. Se trata de un buen momento para tener presente que todavía la enfermedad no ha ganado la batalla, que todavía yo soy yo y no mi enfermedad, que todavía nos quedan varios ases en la manga. Es el momento de reelaborar la conciencia, de alcanzar una conciencia cabal, madura y positiva que nos proporcione los juicios más sensatos sobre nosotros mismos y sobre la vida, una conciencia adaptada que nos facilite una convivencia pacífica (en el fondo, una profunda aceptación) con la enfermedad.

Así pues, a nivel personal, tenemos que recuperar la convicción, perdida u olvidada, de que somos algo más que nuestros cuerpos, que han sido los modelos social y educativo quienes nos han condicionado a medirnos por solamente parámetros utilitaristas en los que el cuerpo y la acción física son, prácticamente, las únicas herramientas. ¿Qué pasa? ¿Sólo existe el hacer y el actuar? ¿Acaso no es tan importante el pensar, el sentir o el amar? ¿Acaso no son más humanos la inteligencia y el corazón? ¿Acaso no nos pueden hacer más felices la mente y la emoción? Somos, por tanto, a pesar de nuestro destartalado cuerpo, algo muy valioso que, desgraciadamente, y valga la redundancia, no valoramos suficientemente.

Otro punto interesante a reflexionar en este camino de autoaceptación que nos hemos trazado es el tema de las emociones negativas. ¿Qué pasa con las emociones negativas, a las que tan expuestas estamos las personas en continua situación de frustración? ¿Qué hacemos con nuestra ira, nuestra rabia o nuestro orgullo continuamente herido? De entrada, aceptarlas para, luego, reordenarlas adaptativamente. Aceptarlas porque son parte de nosotros mismos, porque son legítimas y porque, reconducidas, pueden ser maravillosamente positivas. Y es que son energía, y la energía bien encauzada es positivismo y vida. Todos sabemos el valor ecológico y de supervivencia en la filogénesis de la especie. La ira, entre otras cosas, pone en tensión la musculatura para prepararla para la lucha. El miedo es terriblemente práctico en su carácter defensivo. Nuestra rabia, ante la injusticia de nuestro estado, nos puede crear ansiedad, pero, fundamentalmente, nos debe llevar, y de hecho nos lleva, al inconformismo, a la lucha, a no darnos por vencidos, a buscar soluciones debajo de las piedras o dentro de nuestro corazón. Y la solución adaptativa por excelencia es la autoaceptación, una autoaceptación basada en esa equilibrada conciencia de nuestras limitaciones y, a su vez, de nuestras maravillosas potencialidades, una **autoaceptación** que no niega la parte trágica de la vida y sus comprensibles emociones negativas, sino que también contempla su parte alegre y esperanzada y su consecuente repertorio de emociones positivas.

La otra aportación del crecimiento de la conciencia en esta etapa es la referida a la nueva perspectiva que, desde la conciencia de enfermo crónico grave, vamos a tener respecto de la vida y en consecuencia, sobre nuestro futuro proyecto existencial. Efectivamente, una conciencia de enfermedad crónica nos ha hecho reflexionar sobre nuestra propia esencia y ajustar nuestras valoraciones respecto al modelo socioexistencial imperante. La enfermedad nos ha refrescado la memoria de «quiénes somos» y también nos va a posibilitar el ajuste del enfoque, del mapa cognitivo que tenemos sobre la vida y sus valores. En párrafos anteriores hemos distinguido entre precio y valor. Somos conscientes de que el valor de las cosas, y más desde la conciencia cabal de enfermedad, es muy distinto al precio de las mismas. En párrafos anteriores hemos denunciado nuestro proceder al identificar exageradamente valor con precio. El precio nos viene dado desde fuera, el valor nos viene dado desde dentro. Y a partir de nuestro «ser persona con una enfermedad crónica grave», el valor de las cosas ha sufrido notables variaciones. Lo que antes nos era fundamental ahora lo vivimos como algo accesorio. Y lo que antes nos parecía accidental y secundario, ahora lo podemos sentir como esencial y primario. **Nuestro sentido de la vida, quizá, ha cambiado.**

Y, en consecuencia, también puede cambiar nuestro proyecto existencial, que no es otra cosa que el modo ideal de ser y de vivir; ese proyecto existencial que pretendemos alcanzar y que nos ahorma y condiciona todas nuestras conductas y cuya consecución pensamos que nos va a aportar felicidad. Efectivamente, desde esta nueva conciencia de nuestra enfermedad, nuestros proyectos de vida pueden ser otros bien distintos. Van a ser **otras maneras de vivir** las que intuimos que nos van a proporcionar la felicidad anhelada porque es otro el nivel de conciencia que rige ahora nuestras vidas.

Pero este adaptativo cambio de conciencia no nos llega mágica y milagrosamente en un momento inspirado, como si de ciencia infusa se tratara. Este cambio, como todas las adaptaciones y cambios creativos, es fruto del trabajo, del esfuerzo, de la violencia interna. Este cambio de chip, que nos va a impedir tirar la toalla y nos va a ayudar a ser un poco más felices, nos va a suponer una labor ardua, una lucha comprometida y resistente, una tarea que va a suponer muchos esfuerzos y ajustes personales y sociofamiliares, como algunos de los que vamos a tratar a continuación.

Así, y desde un punto de vista más pragmático, tenemos que señalar que ese cambio de conciencia conlleva ciertas adaptaciones personales de carácter psicológico que nos van a posibilitar disfrutar un poco más de la vida. Así, por ejemplo, la primera indicación que nos sugiere es liberarnos del futuro y del pasado y vivir con más intensidad el presente. **Vivir el día a día.** Muchos de nosotros tenemos una tendencia a vivir excesivamente el pasado y el futuro, a estar demasiado pendientes y, por tanto, a depender demasiado de ellos, cosa, por otro lado, comprensible y razonable; pero como todo tiene su medida, todo lo que es excesivo acaba representándonos un problema. La mirada hacia atrás, la nostalgia de cuando era joven y competía en carreras populares y corría por los campos, no está de más, pero sólo mientras no me suponga la única visión de mi vida. De lo contrario, podemos pasar de la bondad del equilibrado recuerdo hermoso a la tragedia y a la involución de vivir anclados en el pasado.

Lo mismo podríamos decir de lo poco adaptativo, del drama que, en definitiva, supone estar excesivamente enganchados al futuro. ¿Qué va ser de mí dentro de poco tiempo cuando tenga que pasar a la silla de ruedas? ¿Quién me va a cuidar cuando no sea tan independiente como ahora? Otra vez la ponderación, la mesura al poder. ¡Qué bien adelantar acontecimientos que nos puedan preparar y ayudar a controlar mejor nuestra vida futura! ¡Qué desastre y qué riesgo de amargura tener continuamente sobre nuestra cabeza la espada de Damocles del pasado mañana incierto!

En ambas situaciones, ¿hemos dejado sitio al presente? ¿Qué pasa, que nuestro presente no merece la pena? ¿Acaso no existen una infinidad de pequeñas cosas cotidianas que podemos disfrutarlas día a día? ¿Acaso vamos a mejorar nuestra vida anclados en el pasado o absorbidos por el futuro? Disfrutemos del presente como si no existiera ni un ayer ni un mañana. Lo que importa es que hoy, a mi alrededor, en este mismo instante, existe mucha belleza, mucha inteligencia, mucho amor y mucho placer que me está esperando, y que si no lo atiendo, no vuelve. Retomaremos en breve esta cuestión de la conciencia positiva.

Otro asunto importante que también supone un ajuste fundamental es el relativo **al pedir y saber aceptar las ayudas.** Generalmente, nos cuesta un mundo pedir ayuda, lo que resulta muy poco recomendable y poco inteligente. ¡Son tantas las ocasiones que hemos dejado de hacer y disfrutar cosas interesantes por no pedir ayuda...!

No por poco aconsejable (sobre todo por poco eficaz), esta postura es difícilmente comprensible. Me da la impresión de que en nuestra cultura occidental hemos sido educados, fundamentalmente el colectivo masculino, para demostrar nuestra autosuficiencia. De ahí que, en líneas generales, pedir ayuda suponga un duro golpe a nuestros esquemas mentales ya que implica el reconocimiento público de nuestra vulnerabilidad. Además, resistiéndonos a solicitar ayuda, reforzamos el despropósito de mantener la engañosa fantasía de nuestra omnipotencia.

Sin embargo, no podemos dejar de considerar la vertiente positiva y adaptativa de la cuestión: en la medida que nos resistimos a pedir ayuda, nos rebelamos contra el destino y potenciamos la capacidad de lucha y de actividad en la línea de la autodeterminación y del autocontrol, frente a la peligrosa pasividad a la que estamos expuestos. No pedir ayuda es, de alguna manera, luchar por la autonomía, poner barreras a la dependencia y combatir contra la enfermedad. En ese sentido, presenta su claro componente adaptativo.

En la otra cara de la moneda está el, tampoco fácil, asunto de aceptar la ayuda recibida con naturalidad y sencillez. Para muchos de nosotros se trata de otra (a este paso no vamos a acabar la carrera en nuestra vida) asignatura pendiente. Me estoy refiriendo a las ayudas recibidas sin haberlas pedido, ayudas que nos las ofrecen personas de una manera espontánea, con muy buena voluntad y normalmente con mucho cariño.

La escena de nuestras frecuentes caídas nos puede servir como ejemplo y reflexión (en clave de humor) de lo que acabamos de plantear. Imaginemos por un momento: uno avanza despacio y titubeante por la calle y, de repente, desatiende su control propioceptivo («ahora apoyo con fuerza la izquierda y levanto sin arrastrar la derecha»), da un traspiés y, ¡zas!, al suelo. Automáticamente, al segundo, dos o tres personas acuden solícitas y preocupadas a socorrernos. A mí, personalmente, me hubiera gustado no haberme caído, que nadie me hubiera visto, que nadie me hubiera ayudado y haberme levantado, aunque con mucha mayor dificultad, por mi cuenta. Sin embargo, me he caído, me ha visto media ciudad y tengo dos personas que, con todo el cariño del mundo, están a punto de desmembrarme tirando cada una de un brazo.

Antes, cuando no era sabio, reaccionaba adustamente, mostraba mi disgusto y, rozando el comportamiento grosero, apenas si les daba las gracias. Ahora, la cosa es bien distinta, y es que me encanta que me ayuden. Ahora, tranquilizo a los descuartizadores fallidos, (¡menos mal!), les sonrío para demostrarles, y así tranquilizarles, que estoy bien y devolverles el cariño, les vuelvo a dar las gracias al despedirme y me juro a mí mismo que nunca jamás desviaré la atención a las chicas guapas mientras camino. Decididamente, he aprendido a recibir ayudas.

Pero detrás de la broma surge una consideración interesante: esto de pedir y recibir ayudas no es un tema en donde nos jugamos nuestra capacidad, nuestra grandeza, nuestro orgullo o nuestra razón de ser. Se trata de un elemental y **natural evento de convivencia entre humanos.** Se trata de recordarnos que vivimos en comunidad y que mi esclerótica caída es más que probable que sea esencialmente necesaria en la medida que provoca y posibilita solidaridad... y, quizá, amor.

No podemos finalizar esta discusión sobre los ajustes personales que son requeridos para sobrellevar con dignidad y creatividad esta difícil y dura etapa sin hacer mención expresa al ya sugerido tema del trabajo preventivo de fortalecimiento y crecimiento personal. Se trata de una cuestión importante que, como ya hemos adelantado, va a constituir, monográficamente, el eje temático de la segunda parte de este libro. Nos estamos refiriendo a los trabajos y ajustes personales derivados de nuestro particular enfoque de la psicología positiva.

Posiblemente, muchos psicólogos así lo refieren, los sucesos traumáticos representan o pueden, cuando menos, representar una maravillosa oportunidad de autorrealización y de crecimiento personal. Lo compartiremos más detalladamente cuando presentemos nuestro «**modelo positivo de la esclerosis múltiple**». Mientras tanto y, por ahora, nos vamos a quedar con una reflexión más pragmática: el desarrollo de repertorios positivos de nuestra personalidad nos va suponer un crecimiento personal que va a implicar, por lo menos, una mejor aceptación y superación de los sucesos traumáticos y una posibilidad real de vivir con mayor intensidad y mayor plenitud, una posibilidad, en definitiva, de ser más felices.

La EM es sin duda alguna un suceso traumático difícil de aceptar. Sin embargo, si aplicamos estas recomendaciones de la psicología positiva, es muy probable que lo toleremos y vivamos mejor porque vamos a desarrollar un optimismo inteligente, porque vamos a realizar un cambio de chip hacia una visión positiva de la vida y del mundo que nos rodea, incluida nuestra enfermedad.

En líneas generales tenemos tendencia a vivirnos en negativo, a fijarnos más en el lado negro de las cosas, a ver la botella medio vacía. Vivir en positivo supone concienciar, sentir y organizar nuestra vida desde lo que tenemos, desde lo que podemos hacer, desde nuestras posibilidades, y no, desde lo que no tenemos, desde lo que no podemos hacer o desde nuestras limitaciones.

Muchas de las sugerencias que han surgido en nuestros debates enlazan con el desarrollo de fortalezas personales, repertorios positivos de nuestra personalidad que nos van a facilitar esas maravillosas conciencia y aceptación de nuestra enfermedad. Representan, en definitiva, actitudes y conductas que nos van a ayudar a adaptarnos a la nueva situación en la medida que van rescatando todo lo positivo de nuestras vidas. Reflexiones y sugerencias como éstas que siguen.

En general, podríamos decir que la mayoría de las personas somos (o quizá nos han hecho) excesivamente individualistas: el hecho de compartir no nos resulta especialmente fácil ni espontáneo. Y no me refiero a compartir lo material o a ser más o menos dadivosos y espléndido, sino a algo más profundo que enlaza con la idea de compartir la intimidad, de compartir las emociones de dentro. Se trata de ser permeable y dejarse «entrar» en nuestras propias vidas. Se trata de lo que podríamos llamar **«generosidad emocional»**. Se trata, en última instancia, de dejarse amar.

En esta línea, a muchos de nosotros no nos resultaría difícil identificarnos con esas personas que se sienten incómodas dependiendo de los demás y que nos comportamos evitativos cuando alguien trata de intimar demasiado (incluidos compañeras y compañeros sentimentales). Presentamos un estilo elusivo de comunicación emocional por el que no es de extrañar que nos cueste tanto algo tan esencial como **compartir la enfermedad** con nuestros próximos, con muestra familia. Y si esto es importante durante todo el curso de aquélla, mucho más en esta etapa tan crítica y tan potente desde el punto de vista emocional.

Si alguien sufre y puede compartir nuestra enfermedad son nuestros familiares: esposa, esposo, hijos, hijas, padres... y demás, que son precisamente las personas que más dispuestas van a estar para comprendernos, aceptarnos y ayudarnos. Verdad es que en algunos momentos ciertas incomunicaciones y reservas de pensamiento las hacemos con la intención de no hacer sufrir a los demás y quedarnos todo el daño para nosotros. Que no salpique el dolor. Sin embargo, este planteamiento ni es objetivo ni es justo. No es objetivo porque el dolor se trasmite y, aunque en diferido, llega; y tampoco es justo porque esas otras personas a las que no participas tus sombras, posiblemente las están esperando. Quieren compartir tus penas precisamente porque te quieren. Por eso **desarrollar la comunicación** en el contexto familiar puede ser uno de los ajustes más necesarios y adaptativos de esta etapa. Existen muchas cosas que compartir y muchos temas íntimos que, abriendo la mente y el corazón, comunicar.

Surge aquí, de nuevo, el tema de las ayudas. Es el momento de **pedir ayuda con naturalidad y dignidad,** el momento de delegar encargos y funciones, que ahora ya no podemos hacer, en la gente que nos rodea y nos quiere. Y si compartimos nuestra enfermedad, ello no tiene por qué suponer una merma en nuestra autoestima porque todo está tácitamente pactado: es el acuerdo de la enfermedad compartida, el sutil pacto del amor. Y en consecuencia, algo muy importante a lo que tampoco estamos acostumbrados porque no lo vemos pertinente en ayudas que las consideramos de rutina obligada: **dar las gracias a nuestros familiares.** Se trata de un acto de reconocimiento, de consideración y de respeto que tantas veces no contemplamos. No es ninguna tontería, nunca está de más y siempre se agradece.

Además, en esta fase de la evolución de la enfermedad, es muy frecuente que se dé un cambio de roles dentro de la organización familiar, desde un intercambio de papeles en la pareja hasta cambio de roles de los hijos. En ambas situaciones, la nueva asunción de responsabilidades por unos o por otros puede dar origen a sentimientos (más o menos conscientes) de rencor, rabia o culpabilidad. En cualquiera de los casos, una buena **intercomunicación familiar** puede evitar muchos problemas y favorecer una organización interna en la que cada uno asuma sus responsabilidades de un modo libre y equilibrado, enfrentándose a la EM desde su peculiar manera de ver las cosas, pero respetando siempre cómo lo hacen los demás miembros de la familia. Una buena comunicación nos puede llevar de las verdades individuales (tantas como personas) a una única verdad negociada: **la verdad compartida.** Y merece la pena recordar que compartir implica, como mínimo, una buena voluntad de ayuda y una libre y equilibrada comunicación. La primera se presupone; la segunda hay que trabajarla para conseguirla.

Finalmente, una breve reflexión sobre nuestra situación emocional. Son muchas las penas e inseguridades (emociones profundas) que soportamos en esta etapa y que, de no compartirlas, pueden disparar los problemas relacionales en la familia. Nuestra autoestima está continuamente en situación de riesgo. Nuestra autopercepción no es la más boyante, está desequilibrada y menoscabada por las múltiples disfunciones añadidas: funcionales, sexuales o simplemente estéticas. Estamos, por tanto, en una situación donde una buena comunicación se hace indispensable para compartir estas amarguras y sentir que alguien te insinúe (más o menos explícitamente) algo así como «sigues siendo maravilloso y por eso te sigo queriendo».

Y como siempre, el balance final. Estamos ante una etapa verdaderamente dura en la que, en circunstancias normales, emerge una conciencia nueva: la de enfermo crónico grave, la que, en consecuencia, posibilita una aceptación auténtica y sensata de nuestra enfermedad. Para que todo ello suceda tenemos que realizar multitud de cambios y ajustes en nuestros modos de pensar, sentir y actuar, y pasar de objetivar un estado funcional muy afectado a una vivencia optimista: todavía puedo hacer gran cantidad de cosas, todavía mantengo una relativa autonomía, la EM me está acorralando, pero todavía me quedan unos cuantos ases en la manga, la EM me está sitiando, pero estoy totalmente convencido de que jamás seré conquistado.

No obstante, se va aproximando el invierno y empiezo a sentir frío. Atisbo el horizonte y se me ocurre pensar aquello de: «donde hay que firmar para quedarme como estoy». **Sin embargo, la vida puede ser maravillosa.**

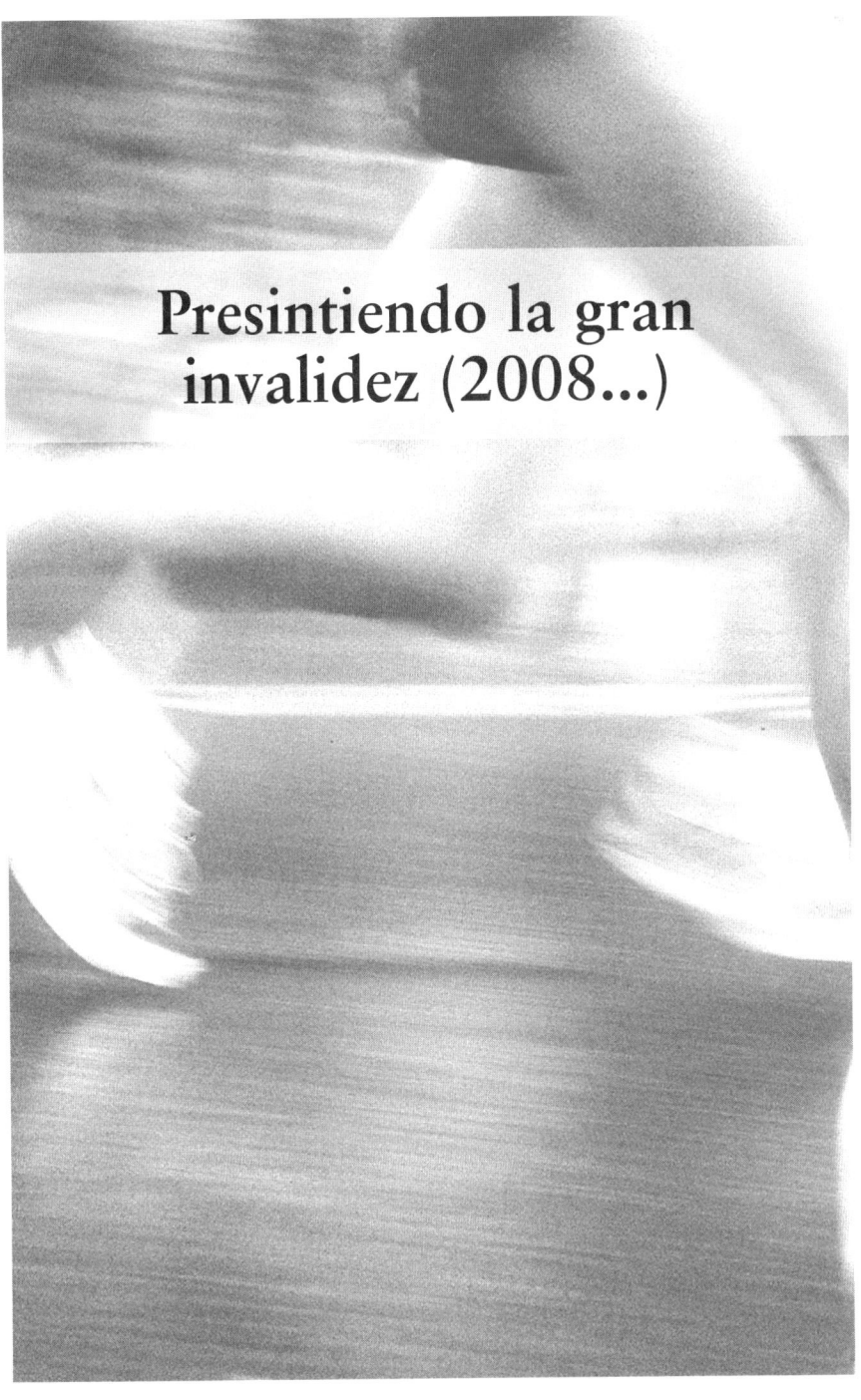

Presintiendo la gran invalidez (2008...)

Tu brillo crepuscular,
inalcanzados sueños, ¡tantas lágrimas vencidas!
todavía deslumbra.
Ese gris misterioso y rutilante de la conciencia sin disfraces.
Ese corazón desnudo que mira al cielo... y se entrega.
Esa mística sencillez que ilumina...
¡Puede ser tan lúcido el ocaso!

DEL BASTÓN A LA SILLA DE RUEDAS

Empezamos este capítulo como acabamos el anterior: con la mirada puesta en un futuro crepuscular, en esa vejez prematura, en ese invierno del cuerpo en movimiento. Y la verdad es que se presiente el frío.

Mi situación personal, en lo que a la evolución se refiere, se podría ubicar precisamente en el comienzo de esta etapa. De ahí, que todo lo que vamos a decir no va a tener el respaldo vivencial y autobiográfico de la persona que ha vivido cada una de las circunstancias que se irán comentando. A partir de ahora, todo lo que vamos a explicar y a compartir se va a fundamentar en datos referenciales, intuiciones y presentimientos de una persona que ve que, inexorable y a muy corto plazo, su paso del bastón a la silla de ruedas, de la miniautonomía a la gran dependencia, es inminente. Supongo que ello no nos quita demasiada legitimidad para comentar una etapa que intuimos difícil de sobrellevar, aunque uno, optimista por naturaleza, espera convencido que verdaderamente sea lúcido el ocaso.

Todas las limitaciones que veíamos en la etapa anterior se ven aumentadas en ésta. De una minilibertad de desplazamiento (conduciendo un coche adaptado o caminando tambaleante unos metros con bastón) a una dependencia prácticamente absoluta a nivel motor.

Aunque la deambulación y el desplazamiento pueden ser incluso potenciados y desarrollados por la silla de ruedas (todas las personas usuarias han manifestado que aquélla ha resultado finalmente una bendición en la medida que les ha posibilitado más autonomía), sin embargo, la autonomía funcional personal va a quedar reducida a la mínima expresión. Me estoy refiriendo a esa motricidad doméstica que todavía nos hace sentirnos vivos. Tareas de aseo, ir al baño, vestirse, manipular la casa o incluso acostarse van a acabar siendo tareas **imposibles sin ayuda**. El cuerpo, las piernas, ya no obedecen: se ha consumido su rebeldía e insumisión. Sostenerse tan sólo unos segundos en posición de «de pie» (obviamente con ayuda o soporte) va a resultar cada vez más dificultoso, por lo que cualquier mínimo descontrol va a suponer un nuevo acto de confraternización con el suelo. Menos mal que nos quedan las manos para sentirnos vivos y autoeficaces en el espacio...

Como consecuencia de esta limitación y dependencias funcionales, el retraimiento en las relaciones sociales resulta (no debiera ser así) casi obligado. Me comentaba un colega joven que no sale «de marcha» por no pedirle al acompañante que le ayude a ir a los servicios. Le entiendo perfectamente. Si yo no viajo más es porque apenas puedo hacerlo solo, y si encima tienes que gestionar esos asuntos de intimidad... Resurge en esta etapa como problema estrella el tema de las ayudas. Volveremos a él en el siguiente apartado. Y en esta misma línea de dialéctica y lucha por no ceder en la limitación en las relaciones sociales nos encontramos con algo que hasta hace muy poco apenas lo habíamos tenido en cuenta: las

barreras arquitectónicas. Éstas van a condicionar aquéllas de un modo absoluto. Te invitan, por ejemplo, a cualquier cita, a cualquier acontecimiento y, al segundo de intuir tu disposición emocional, tu gusto por la persona o el evento, uno ya está pensando si será posible su viabilidad. *¿Quién me lleva?¿Cómo llego? ¿Habrá escaleras? ¿Habrá rampas?¿Cómo subo? ¿Cómo bajo? Y si tengo necesidad de ir al servicio, ¿cómo accedo?* Al final, uno opta por lo que resulta más cómodo (no lo más sensato): declinar la invitación.

En este sentido, **la silla de ruedas** es, posiblemente, el símbolo más representativo de esta etapa, aunque no va a constituir el hecho fundamental. Se va a tratar de un hecho importante, pero menos esencial de lo que al principio nos podríamos imaginar. Las personas consultadas sobre sus vivencias ante la experiencia de pasar del bastón a la silla expresan su absoluta convicción de la bondad de la misma en cuanto a autonomía se refiere. En un primer momento, todo el mundo es reacio y vive la silla como la oficialidad e irreversibilidad de la enfermedad. La silla puede representar una imagen, una fantasía de «superdependencia». Por todo ello, por pudor y por vergüenza, cuesta aceptarla. Sin embargo, al tiempo, las reacciones ante esta eventualidad (son frases textuales) son del tipo: «la silla me ha representado descanso físico y emocional», «tenía pánico a coger la silla; luego, es como mis pies», «me cansé de caerme, la silla representó una liberación», «no coger la silla me suponía una forma de aislarme», «la silla, una bendición»... y otras muchas más del mismo corte. Todas las personas coinciden en lo que supone y aporta en materia de autonomía, que yo resumiría en algo parecido a **«la silla de ruedas te impide caminar, pero te posibilita llegar»**. Se trata, por tanto, de un artilugio aparatoso pero con mucha virtualidad adaptativa. ¡Qué curioso! ¿Por qué, sin embargo, personalmente me interesa tan poco, la distancio al máximo, la rechazo en definitiva, a pesar de su comprobada utilidad y de su innegable capacidad de posibilitar independencia? Es como si la silla de ruedas me confirmara oficial y públicamente algo que en el fondo no quiero admitir: que la enfermedad ha ganado la batalla. Por lo visto me cuesta aceptarlo.

La EM habrá ganado la batalla..., pero no la guerra

Al final de la etapa anterior todavía quedaba alguna posibilidad de ser motrizmente independiente. En estos momentos la necesidad de ayuda exterior para cualquier conducta en movimiento es absoluta. La silla de ruedas, como hemos visto, nos va a suponer una importante ayuda exterior, pero también nos va a recordar lo obvio: que estamos físicamente muy afectados. Esta etapa, por consiguiente, va a resultar una etapa conflictiva, tensa y difícil para cuyo desarrollo equilibrado vamos a tener necesidad de un esfuerzo especial. Vamos a tener que librar otra batalla (y la vamos a ganar, pues depende de nosotros) para evitar el **riesgo de abandonarnos y tirar la toalla**.

Son abundantes los miedos y fantasmas que nos pueden acechar, miedos y fantasmas comprensibles, razonables y hasta, diría yo, legítimos. La progresiva disfuncionalidad motriz y la progresiva gran incapacidad pueden ir minando nuestra autoestima y, en consecuencia, nuestra resistencia psicológica. «¿Acaso sirvo para algo?», me comentaba el otro día una amiga un tanto desesperada. Esta chica, según ella, a punto de tirar la toalla y «sabe Dios qué», estaba cometiendo el fallo de vivirse exclusivamente como cuerpo. Y el cuerpo es muy importante, pero no es lo esencial. ¿Dónde ha quedado el espíritu? ¿No nos queda conciencia, amor y voluntad como soporte vital de nuestro destartalado cuerpo? Sí, es cierto, quizá estemos ante una etapa tan caracterizada por su gran dependencia que corremos el riesgo de prestar excesiva atención a nuestro cuerpo, lo que, por otra parte, es absolutamente fácil de entender; sin embargo, somos bastante más que nuestro aparato neuromuscular, somos vida, aunque no nos podamos mover, porque podemos sentir, leer, percibir, amar, opinar, cantar, comprometernos, sufrir y llorar por los demás, disfrutar de la vida, y un millón de cosas que nos pueden recordar continuamente que *servimos para mucho*. Podemos y debemos, por tanto, positivizar nuestra situación.

Y para ello no nos va a quedar otro remedio que elaborar positivamente y optimizar el siempre sutil **tema de las ayudas**. Debemos partir de un hecho diáfano: en esta etapa, la necesidad de ayuda es casi absoluta. Y si recordamos lo que discutíamos en el capítulo anterior, no es nada fácil saber pedir ayudas ni saber recibirlas. En una encuesta coloquial que realizamos a un grupo de personas con EM en esta última fase de evolución, ante la disyuntiva de «quién preferís que os ayude (en tareas que exigen intimidad, como ducharse o ir al baño), profesionales o familiares», las opciones se repartieron prácticamente al 50 por 100. Los argumentos que fundamentaban cada opción eran absolutamente razonables para cada una de las dos.

Los que preferían ser ayudados por familiares (en general o en tareas íntimas) lo argumentaban en términos de proximidad, pudor y confianza. Las personas que se inclinaban por ser ayudadas por profesionales lo defendían, a su vez, en **términos de deuda.** A los profesionales se les retribuye económicamente y ya está pagada la deuda; por el contrario, la deuda que adquirimos con nuestros familiares cada día que pasa es mayor y no la pagamos nunca... ,con los consiguientes sentimientos de culpabilidad. («Qué faena les estoy haciendo», «nunca podré pagarles lo que están haciendo por mí» y argumentos recurrentes parecidos). Y este tema es fundamental en la normalización de las relaciones de ayuda, esto es, en la interacción con nuestros seres queridos. Vivir la comunicación con nuestra familia en clave de obligaciones, responsabilidades y deudas implica un enfoque mercantilista que no va a provocar más que insatisfacción y sentimientos de culpa, una vida atormentada y una razón suficiente para tirar la toalla. De ahí que, en esta etapa, **saber compartir la enfermedad** va a suponer la mejor herramienta adaptativa en la medida que nos puede ayudar a normalizar nuestra dependencia y evitar repercusiones emocionales de carácter depresivo. Pero, ¿podemos hacer algo más? Desde luego que sí.

Ciertamente, la gran incapacidad va a suponer unas dificultades añadidas que nos van a exigir especiales esfuerzos de adaptación. Además del anunciado ajuste de roles familiares en las situaciones de ayuda, en el siguiente apartado vamos a presentar dos herramientas que nos pueden ser de gran utilidad para nuestro equilibrio personal en esta etapa tan dura. Me estoy refiriendo a las ayudas psicológicas externas y a la revisión de nuestro propio proyecto de vida. Vayamos a ello.

No es tan frío el invierno

Comentábamos un poquito más arriba que en esta etapa, en la mayoría de los casos, la familia debe asumir las responsabilidades de la atención y del cuidado con el consiguiente riesgo de quemarse, sobre todo cuando la responsabilidad recae exclusivamente en una sola persona. Y ello sucede fundamentalmente cuando la EM exige unas atenciones personales muy extensas (en cada una de las funciones domésticas, desde que se levanta hasta que se acuesta), lo que puede llevar a la persona cuidadora a unos muy comprensibles sentimientos de hastío y agresividad contenida (o expresada). Por otro lado, como decíamos antes, la persona afectada puede acumular sentimientos de culpa ante la imposibilidad de colaborar en el cuidado y por representar y vivirse como una carga tan abrumadora. Para paliar estas dificultades no hay otra solución que establecer una comunicación clara, realista, sincera y confiada de los sentimientos de cada uno. Será la única manera de objetivar satisfactoriamente las funciones, roles y sentimientos de cada uno de los miembros de la familia (pareja, hijos, etc.), lo que, sin duda debe ayudar a reducir al máximo el número y grado de fantasmas, emociones negativas y tensiones. De esa **comunicación limpia y de ese replanteamiento de roles** en la convivencia familiar puede surgir algo tan simple como necesario que no debemos dejar de tener en cuenta: la ayuda profesional externa que colabore en el cuidado, atención y relación de ayuda a la persona afectada.

Enlazando con esta última reflexión sobre la frecuente necesidad de ayuda externa en el ámbito funcional, nos parece interesante comentar el tema de otra necesidad desgraciadamente más frecuente de lo que quisiéramos. Nos estamos refiriendo a la **ayuda**

externa psicológica. Como estamos viendo, en esta fase de la enfermedad las personas afectadas estamos especialmente vulnerables y frágiles frente a disfunciones de nuestro estado de ánimo, especialmente propensos a emociones negativas. Somos personas-riesgo (lo veremos más detenidamente en la segunda parte) de manifestaciones psicopatológicas. De ahí que la ayuda psicológica esté recomendada en bastantes ocasiones. Nuestra experiencia (también la recogeremos monográficamente en la segunda parte) en las terapias de grupo es francamente gratificante. En concreto la nuestra, enmarcada en un programa de psicología positiva, ha proporcionado unos resultados esperanzadores y más de una sonrisa añadida.

Por todo lo dicho hasta ahora también nos va a resultar muy adecuada la reflexión sobre la pertinencia de una revisión y reformulación de nuestro proyecto de vida. Se trataría, finalmente, del ajuste adaptativo por excelencia. Un proyecto existencial que se acomode a nuestras posibilidades de acción. Todavía puedo hacer infinidad de cosas y puedo replantearme un «modus vivendi» que supongan estas posibilidades como base de mi disfrute de la vida. **Lo importante y lo posible** van a representar los referentes de ese nuevo proyecto. Lo importante no es lo extrínseco, lo exterior, sino lo intrínseco, lo interior, en definitiva, lo que está a nuestro alcance y depende de nosotros; lo que nos es verdaderamente posible: crecer y enriquecernos como personas, siendo creativos en cada una de nuestras acciones. Como veremos en la segunda parte, la persona creativa es la que vive absolutamente inmersa y absorta en el presente, olvidándose de sí mismo y fundiéndose con lo otro, con el otro. Desde este planteamiento humanista, el ser creativo no consiste en inventar y crear genialidades, sino en mejorar como persona y entregarse a la vida. Y esto está en nosotros, no depende de nada ni de nadie de fuera. Podemos ser felices en nuestra gran invalidez. Podemos ser creativos leyendo, escuchando música, comunicándonos, sonriendo, amando. Y todas estas cosas se pueden hacer desde una silla de ruedas. De ahí que nuestro proyecto de vida se debe ajustar a esa maravillosa posibilidad de ser mejores como personas. En esta dirección debe dirigirse nuestro proyecto existencial, ése que se articula en torno a la respuesta a la pregunta de cómo triunfo yo en la vida: siendo el minusválido mejor persona.

Resumiendo, en esta última etapa vamos a culminar nuestra prematura vejez motriz, nuestras piernas se resisten a obedecer y apenas podemos mantenernos de pie. Nos quedan los brazos y las manos, que todavía nos respetan, pero, sobre todo, nos queda indemne algo más importante, el corazón y la cabeza, y con ellos... el espíritu. Por eso, aunque la EM, para muchos de nosotros, va a acabar ganándonos inexorablemente la batalla motriz, sin embargo, no nos va a ganar la batalla espiritual y en consecuencia, la guerra que más vale: la de la vida. Y en esta historia sin final (la vida continúa..., aunque cada vez más postrados físicamente), el corazón y el cerebro han ganado la guerra a las piernas, el espíritu ha ganado la guerra al cuerpo. La enfermedad no nos ha usurpado la identidad. La EM, finalmente, no nos ha robado la cuna.

Empezamos la historia con sorpresa, incredulidad y rebeldía, y ahora continúa con aceptación y rebelde resignación, porque la historia no se ha acabado y no se acabará nunca mientras tengamos fuerza para librar nuestra guerra particular. Hemos pasado muchos avatares y continuas adaptaciones. Hemos sufrido pero hemos crecido. Una historia ambivalente: caídas y levantamientos, subidas y bajadas, luces y sombras, como la vida de cualquier persona. Ahora estamos felices porque, por ahora, estamos ganando la partida. La guerra está siendo violenta y hemos librado muy duras batallas. Y en los momentos más difíciles, desmadejado el cuerpo, emerge mi yo, porque todavía sigo siendo yo por encima de la enfermedad. No sé donde está mi cuerpo, tampoco me importa demasiado, pues sé dónde está mi espíritu: en un proyecto basado en una comunión íntima con la vida. Se me ha olvidado caminar, pero he aprendido a vivir. **No es tan frío el invierno.**

Por todo ello vemos el futuro con esperanza. Nos quedan envites duros, pero también un sinfin de comodines y ases debajo de la manga. Nos quedan herramientas para, a pesar de todos los pesares, **alcanzar una vida de calidad,** a cuyo estudio vamos a dedicar la segunda parte de este libro. La esclerosis múltiple supone una importante experiencia traumática; por ello, hemos podido escribir los versos más amargos de la historia, aunque también...

Puedo escribir los versos más tristes de la historia.
Escribir, por ejemplo, el hombre devora al hombre
y sus hijos crecen sin esperanza.
Puedo sentir, y siento, los versos más amargos de la historia.

Aunque también...

Puedo soñar esta noche los versos más hermosos,
Soñar, por ejemplo, que la justicia es el único aliento del hombre
y que tuyo, también, es mi corazón.
Quiero soñar los versos más hermosos de la historia.

Parte segunda
HACIA UNA VIDA DE CALIDAD

Preámbulo

*Una lucecita perenne
quisiera ser junto a ti.
Para recordarte en las noches
que siempre se puede ver.*

La primera parte ha tratado de exponer una descripción funcional y psicológica de las distintas etapas inherentes en el proceso evolutivo de las esclerosis secundarias progresivas a partir de mi propia experiencia. De ahí que hayamos utilizado un estilo narrativo y autobiográfico, un tanto novelesco, donde han surgido momentos muy vivenciales y apasionados. Tampoco hemos querido que fuera un documento excesivamente psicologicista, por ello muchas de las reflexiones filosóficas y manifestaciones poéticas que han surgido. También hemos intentado transmitir una convicción optimista, aunque para ello, en muchas ocasiones, nos hayamos tenido que reír, a veces sombríamente, de nosotros mismos. De ahí los guiños humorísticos.

En esta segunda parte, sin embargo, el estilo va a ser algo diferente. Y es que lo que vamos a tratar va a suponer, en algún momento, una especie de sistematización formal y fundamentación psicológica de las ideas ya expresadas en la primera parte. Así pues, el contenido va a resultar más conceptual y menos vivencial, por lo que el estilo será necesariamente más academicista, como corresponde a algo más parecido a un ensayo psicológico. De la novela al ensayo. Sin duda alguna esta segunda parte va a presentar una metodología narrativa más objetiva, más neutral y, desde luego, menos vehemente, aunque intentaremos no perder esa fuerza y ligereza comunicativas de la primera. Y procuraremos mantener el optimismo; no en vano, toda esta segunda parte supone un pequeño manual de psicología positiva, un programa de ayuda que, desde esta perspectiva, nos encienda la esperanza.

Hablaremos en primer lugar de los aspectos emocionales en las personas con EM. Efectivamente, dada la virulencia de la sintomatología, somos unas «personas-riesgo» de desequilibrios emocionales. Pero lo vamos a trabajar desde el enfoque más normalizador posible. Pensamos que se ha psicopatologizado en exceso este tema. Un tema que, como veremos, no es tan grave en sí mismo y, además, disponemos de múltiples herramientas que nos pueden ayudar a reestablecer la homeostasis emocional.

Discutiremos también un particular enfoque marco de la EM desde la psicología positiva. Este enfoque positivo de la EM nos va a recordar las múltiples posibilidades de convivir sin traumas con muestra propia enfermedad y desarrollar (incluso mejorar) nuestra calidad de vida. Y es que, como veremos, no estamos tan indefensos. Tenemos a nuestra disposición muchas técnicas de mejora.

Además, presentaremos nuestro Programa «Fierabrás» para la mejora de la salud mental, o, lo que es lo mismo, para la mejora de la calidad de vida. Se va tratar de un programa teórico-práctico inspirado en la psicología positiva que recientemente lo hemos experimentando y cuyos resultados positivos ya estamos recogiendo, un programa tridimensional (conciencia, amor y compromiso) basado en la asunción de un compromiso existencial y ético fundamentado a su vez en la mejora y optimización de la conciencia y de la emoción.

Finalmente, expondremos a reflexión y debate los resultados sobre la puesta en práctica de nuestro programa en dos pequeños grupos experimentales: uno formado por personas con esclerosis múltiple y otro por población «normal» (personas sin padecer esta enfermedad). Los resultados van a resultar suficientemente optimistas como para que no se nos olvide que *siempre, incluso en la oscuridad, se puede ver.*

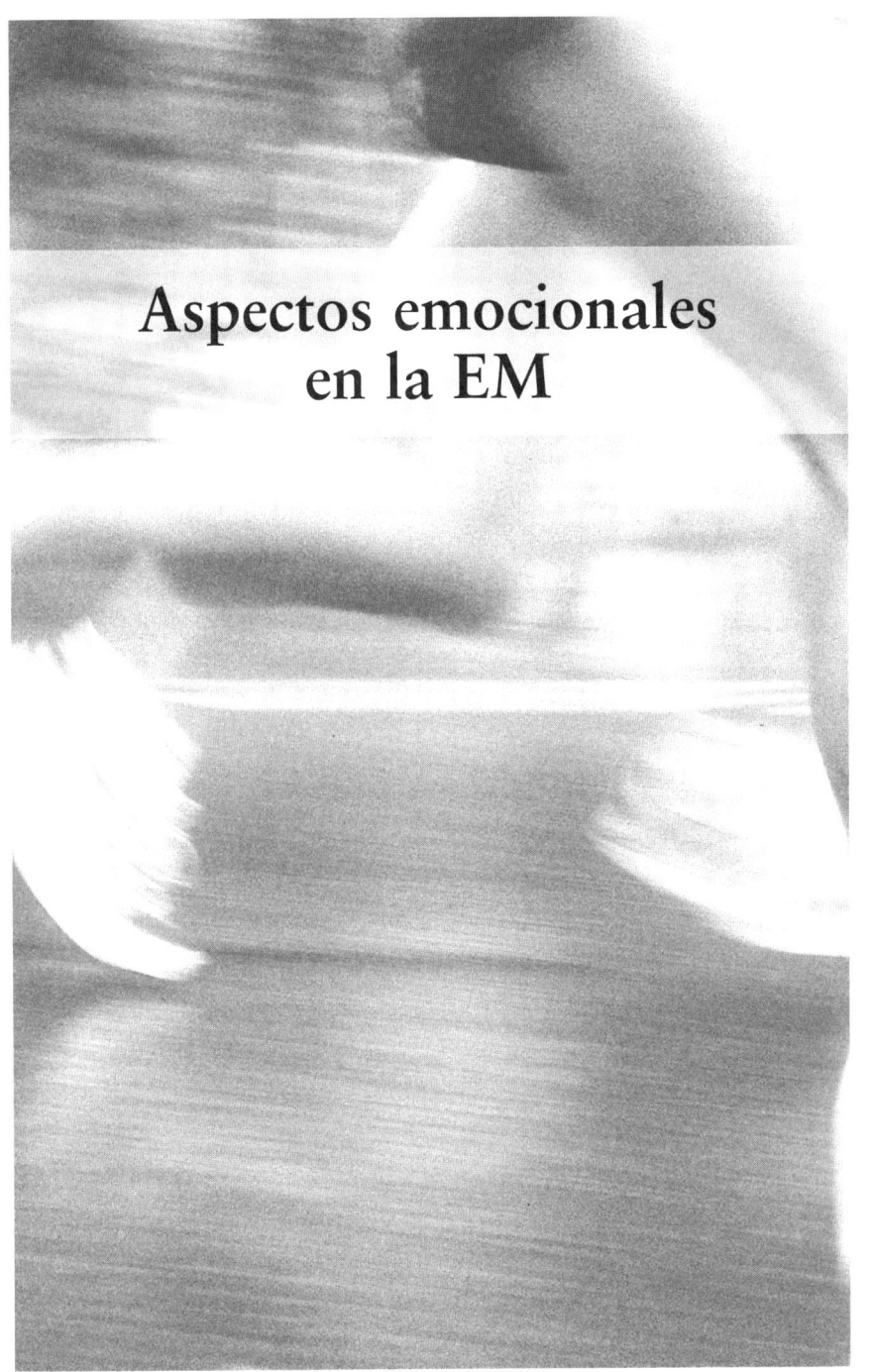

Aspectos emocionales en la EM

La blasfemia y la oración,
una misma moneda,
un mismo sello:
pasional correspondencia con Dios.

BUSCANDO UN ENFOQUE NORMALIZADOR

Hablar de aspectos específicos de la emocionalidad, de las personas con EM corre, desde nuestro punto de vista, un evidente riesgo desnormalizador en la medida que cualquier generalización tiende a etiquetarlas. Si bien es cierto que cuando la literatura especializada refiere múltiples alteraciones emocionales características en las personas afectadas de esta enfermedad, y lo hace con el elogiable propósito de mejorar el conocimiento, la caracterización y la comprensión de la misma, tampoco es menos cierto que este ímpetu catalogador conlleva implícito un riesgo de patologización.

Tenemos la idea, más o menos consciente, de que, en la medida que ponemos nombre (o etiqueta) a los fenómenos que nos afectan, nos crean problemas y se nos escapan de las manos, tenemos la fantasía de que los tenemos controlados. Y nos olvidamos de que no sólo no es así, sino que, además, las etiquetas nos conducen a vivir las cosas desde la patología y no desde la normalidad, con el consiguiente riesgo de vivirnos negativamente deformados. Cierto es que el conocimiento posibilita un cierto control de las cosas, pero no lo supone necesariamente. No por mucho clasificar los eventos y dificultades de la vida se nos otorga el control sobre ellos.

Por otra parte, los numerosos estudios sobre este tema tampoco aportan conclusiones generales sobre una hipotética psicopatología específica de la EM. Los resultados a los que se llega no son, asimismo, demasiado consistentes. Y ello es razonable, ya que las limitaciones metodológicas que soportan estos estudios son muy importantes. La dificultad de trabajar con muestras experimentales suficientemente numerosas y homogéneas está presente en prácticamente todas las investigaciones. Por un lado, no somos tantas las personas afectadas, y por otro, los procesos de cada enfermedad son tan particulares y peculiares que encontrar grupos homogéneos de características similares se hace verdaderamente difícil. De ahí que, con unas muestras muy pequeñas y heterogéneas, las conclusiones de estos estudios difícilmente pueden ser generalizables.

Es por ello que, desde nuestro personal punto de vista, enfoquemos este tema de lo emocional en las personas con EM desde la negación de una psicopatología específica, o, lo que es lo mismo, desde la no consideración de un «a priori» que describa rasgos emocionales característicos de las personas afectadas de EM. Ésta es nuestra primera premisa. Consiguientemente, nuestro modo de abordar este tema va a tener un simple carácter descriptivo sin pretender generalizar, un planteamiento intuitivo que nos lleve a reflexionar, tal como lo hemos insinuado en la primera parte de este libro, partiendo de un hecho objetivo y posiblemente universal para todas las personas afectadas: su proceso de convivencia con una enfermedad degenerativa y crónica grave que supone una situación de mayor riesgo de desajuste personal que para las personas que no lo sufren. Obviamente, la convivencia con la EM supone un claro reto adaptativo.

La segunda premisa que asumimos es la de entender que la expresión de conductas emocionalmente desajustadas depende fundamentalmente de la vulnerabilidad individual, de la predisponibilidad (de carácter genético y de personalidad) que cada uno de nosotros tenemos. O, dicho en positivo: la adaptación equilibrada a nuestro proceso degenerativo va a depender más de nuestra particular idiosincrasia adaptativa que de la gravedad de nuestras propias disfunciones neurológicas.

La EM, un proceso evolutivo de riesgo

Efectivamente, cada proceso particular de tolerancia, convivencia o comunicación con una enfermedad crónica y degenerativa es un proceso adaptativo complicado y diferencial respecto al resto de la población. Son numerosas las situaciones que nos pueden dificultar un desarrollo emocional equilibrado. Las hemos expuesto y sobre ellas hemos reflexionado en la primera parte del libro. Recordemos algunas de las más relevantes.

La EM implica y supone una experiencia traumática grave y permanente. La vivencia de pérdida, de deterioro, de decadencia es continua. El duelo, continuo. La disminución progresiva de autonomía, funcionalidad y calidad de vida representa una experiencia inexorable y constante. ¿Nos puede sorprender que la aceptación de la enfermedad no sea precisamente algo fácil? ¿Nos cuesta demasiado imaginar que la convivencia con ella puede resultar muy poco agradable? ¿Nos puede extrañar que la prevalencia de emociones negativas pueda ser mayor en las personas afectadas? Evidentemente, no.

Y es que todo ello nos va a exigir una capacidad adaptativa y de enfrentarnos a una realidad traumática superior a la mayoría de la gente. Esa mayor exigencia, ese mayor esfuerzo puede, si no lo contrarrestamos, pasar factura. En capítulos posteriores veremos que, ante esta alarmante eventualidad, no estamos indefensos y podemos disponer de muchas armas en nuestras manos. No obstante, somos personas-riesgo de desajustes emocionales y estamos posiblemente más expuestas a desarrollar emociones negativas, como cualquier persona sujeta a experiencias traumáticas potentes. De este mayor riesgo y de esta mayor propensión a reaccionar disfuncionalmente a nivel emocional, vamos a reflexionar a continuación.

Reacciones emocionales más habituales

En relación con este apartado, la literatura científica analiza y propone un abundante número de características emocionales contingentes con el proceso y desarrollo de la enfermedad. Por nuestra parte, e intentando ajustarnos a las premisas normalizadoras anteriormente expuestas, no vamos a comentar más que cuatro sentimientos, cuatro emociones, cuatro estados de ánimo que consideramos básicos y que, a su vez, son los más generalizables. Nos estamos refiriendo a la ira, a la ansiedad, a la desmotivación y, por supuesto, a la depresión.

¿Acaso no es normal que sintamos rabia, ira e irritación cuando nos diagnostican la enfermedad? ¿Acaso no es razonable que sintamos un monumental enfado cuando nos vemos incapaces de caminar cincuenta metros? ¿Acaso no es cabal enfurecerse ante la imposibilidad de levantar en brazos a tu nieta? La rabia, en cualquier caso, es una emoción negativa absolutamente normal en cualquier situación traumática.

La ira, a pesar de su primario carácter negativo, puede, a su vez, posibilitar importantes funciones positivas. Entramos en el carácter adaptativo de las emociones. La rabia, filogenéticamente, nos prepara fisiológicamente para la lucha. La ira nos prepara psicológicamente para la defensa, para la adaptación antropológica. Nos posibilita ese brote de inconformismo que nos impide tirar la toalla y mantenernos en la lucha. Por tanto, bienvenida rabia, si la sabemos controlar e impedimos su tiranía.

La ansiedad es también un estado emocional prevalente en las personas con esclerosis múltiple que tiene mucho que ver con algo inherente al propio proceso de la enfermedad: la vivencia de incertidumbre. Y es que nunca vamos a saber a ciencia cierta cuándo vamos a tener otro brote, o hasta dónde va a llegar el deterioro motriz, y, en definitiva, cuál va a ser el curso y el alcance real de la enfermedad. Podríamos decir que, en cierto modo, sobrellevarla es aprender a vivir con la incertidumbre que provoca. Lógicamente, estas inseguridades y dudas permanentes pueden ser las responsables de manifestaciones de ansiedad.

El filósofo alemán Kierkegaard sugiere como origen de la ansiedad y de la angustia nuestro propio enfrentamiento al futuro, a un futuro que normalmente lo vivimos lleno de nubarrones y totalmente incierto. Es la angustia frente a la incertidumbre. Es la **angustia de la incertidumbre.** Y es que inciertos y oscuros, en mayor o menor grado, se presentan todos los futuros de todos los procesos evolutivos de todas las esclerosis múltiples. Pero, como ya sabemos, la ansiedad no es en sí misma ni buena ni mala. Resultará positiva en la medida que, controlada, nos ayude a estar más vigilantes y activados en nuestras adaptaciones al estrés. Resultará negativa en la medida que, descontrolada, nos sobrepase, domine y amargue la vida.

En la primera parte hemos considerado en repetidas ocasiones el concepto de indefensión aprendida. Continuamente hemos repasado situaciones en las que las personas afectadas con esclerosis múltiple se podían encontrar sin posibilidad alguna de control sobre el medio ambiente. Por mucho que nos esforcemos, luchemos o nos sacrifiquemos, la enfermedad continúa inexorable su marcha. Por mucho que me resista, día a día voy perdiendo funcionalidad y autonomía. Mis opciones de trabajar por mi mejora chocan permanentemente contra un muro. Puedo sufrir la indefensión, me siento cansado y puedo tirar la toalla.

Y si tiro la toalla es que me he rendido, y en esa rendición voy a evitar todo tipo de situaciones que me supongan un esfuerzo o una violencia motriz o psicológica. Al sentir que no puedo hacer nada por frenar el curso de mi enfermedad, rehuso cualquier esfuerzo y eludo toda lucha, que siempre resulta molesta y dolorosa. Estamos ya en el ámbito de la **desmotivación.** Ya no me movilizo, me puede la pasividad. Y es que he perdido la motivación para hacer cosas, para esforzarme, para luchar. He perdido la motivación, la ilusión por vivir.

Esto, escrito más o menos en clave dramática y literaria, es un riesgo real que, en mayor o menor medida, lo hemos sentido y experimentado todas las personas afectadas por la enfermedad. Este riesgo emocional existe, posiblemente directamente proporcional a las patologías más disfuncionales. La desmotivación es una tentación muy común. Cuando no es muy fuerte, la engañamos y la compensamos con cualquiera de los múltiples recursos que manejamos. La racionalizamos y justificamos con relativa coherencia. En estos casos estamos ante una renuncia y autoengaño adaptativos. El problema puede surgir cuando la desmotivación es muy fuerte y es imposible compensarla. La situación se puede volver grave. Posiblemente, estemos entonces ante los primeros síntomas de un estado de ánimo depresivo.

Se ha escrito mucho sobre la **depresión**. Es, sin duda, el aspecto emocional más estudiado. Y la verdad es que se trata de la manifestación emocional más lógicamente consecuente con un cuadro como el de la EM. Ahora bien, afirmar, como hacen algunos estudios, que el 50 por 100 de las personas con esclerosis múltiple sufre o ha sufrido una depresión, nos parece una terrible exageración, o cuando menos, un cálculo erróneo. Se puede explicar en la medida que, posiblemente, esas afirmaciones surgen de un enfoque psicopatologizante que interpreta como depresión cualquier y simple síntoma disfórico (sintomatología leve funcional) de manifestación y reacción naturales en cualquier persona ante una situación adversa. La prevalencia de la depresión como disfunción del estado de ánimo de relevancia clínica (tal como lo describe el DSM-IV o el CIE-10), es sensiblemente menor, y ronda entre el 15 por 100 y el 20 por 100. Valga, pues, nuestra aproximación normalizadora.

Otros estudios insisten en significar la influencia de los factores endógenos (factores neurobiológicos propios de la enfermedad) en la ocurrencia de la depresión. Nos hablan de afectación en las estructuras límbicas o de lesiones de la sustancia blanca cerebral, o de desmielinización de determinadas áreas cerebrales para explicar la causa de la depresión. Sin embargo, aunque ningún estudio es concluyente al respecto, toda la comunidad científica acepta la virtualidad de influencia endógena en los cuadros depresivos de las personas con EM.

Por otra parte, lo que no admite ningún género de dudas es la mayor carga explicativa en la aparición de cuadros depresivos, de los factores exógenos (experiencias traumáticas y situaciones incapacitantes ligadas a la enfermedad). En los párrafos anteriores acabamos de ver, por ejemplo, el continuo riesgo de indefensión al que estamos expuestos y sus consiguientes manifestaciones de desmotivación y de depresión.

Sin embargo, los estudios que relacionan sintomatología depresiva y factores externos tampoco son concluyentes. Como mucho, se señalan algunos factores predictores de depresión en EM, como la fatiga crónica, las dificultades de rendimiento y los desajustes psicosociales que se correlacionan con la depresión leve. Es reseñable (por lo aparentemente sorprendente) que en los estudios revisados la discapacidad física no destaque como factor predictor de primer orden.

En cualquier caso, esta ausencia de conclusiones definitivas en este apartado se explica, una vez más, por las dificultades metodológicas arriba reseñadas e inherentes a muestras pequeñas y heterogéneas, así como por la limitación de carácter conceptual de la entidad clínica «depresión», tal como lo hemos insinuado hace un momento.

Dejando atrás los estudios experimentales y volviendo a nuestras reflexiones intuitivo-fenomenológicas, y a modo de resumen, sí que podemos acabar recordando lo que a todas luces parece sensato y cabal. Recordar, por ejemplo, algo tan objetivo como que en las personas con esclerosis múltiple la incidencia de sintomatología depresiva es mayor que en la población normal. Recordar algo tan obvio como que somos personas-riesgo de disfunciones de estado de ánimo dada nuestra continuada vivencia traumática. La EM conlleva en muchos casos un sensible deterioro de nuestra autoimagen y nuestra autoestima, cosa totalmente comprensible si tenemos en cuenta nuestros progresivos deterioros funcionales (incluida la importante función sexual, que afecta casi a un 50 por 100 de las personas), nuestra pérdida progresiva de roles sociofamiliares, etc. ¿Cómo no va a estar rondando la depresión con este panorama?

Sin embargo, visto lo visto, el problema es menos grave de lo que parecen indicar los estudios más patologizadores. Las disfunciones emocionales en la personas con EM no son para tanto. Las dificultades adaptativas son numerosas, pero también son numerosos los recursos de ajuste y de equilibrio de los que cualquier ser humano dispone. Recursos naturales y espontáneos y recursos aprendidos que suponen un canto de esperanza en nuestros procesos de sobrellevar la enfermedad. Recursos primarios y secundarios de los que vamos a hablar en el capítulo siguiente.

Efectivamente, somos personas expuestas a un mayor riesgo de desajuste emocional, pero lo podemos compensar con la asunción de un enfoque positivo de la enfermedad. Y ello nos va a posibilitar una vivencia profunda y esperanzada de que nuestra vida, con todas sus limitaciones y dificultades, merece la pena vivirla.

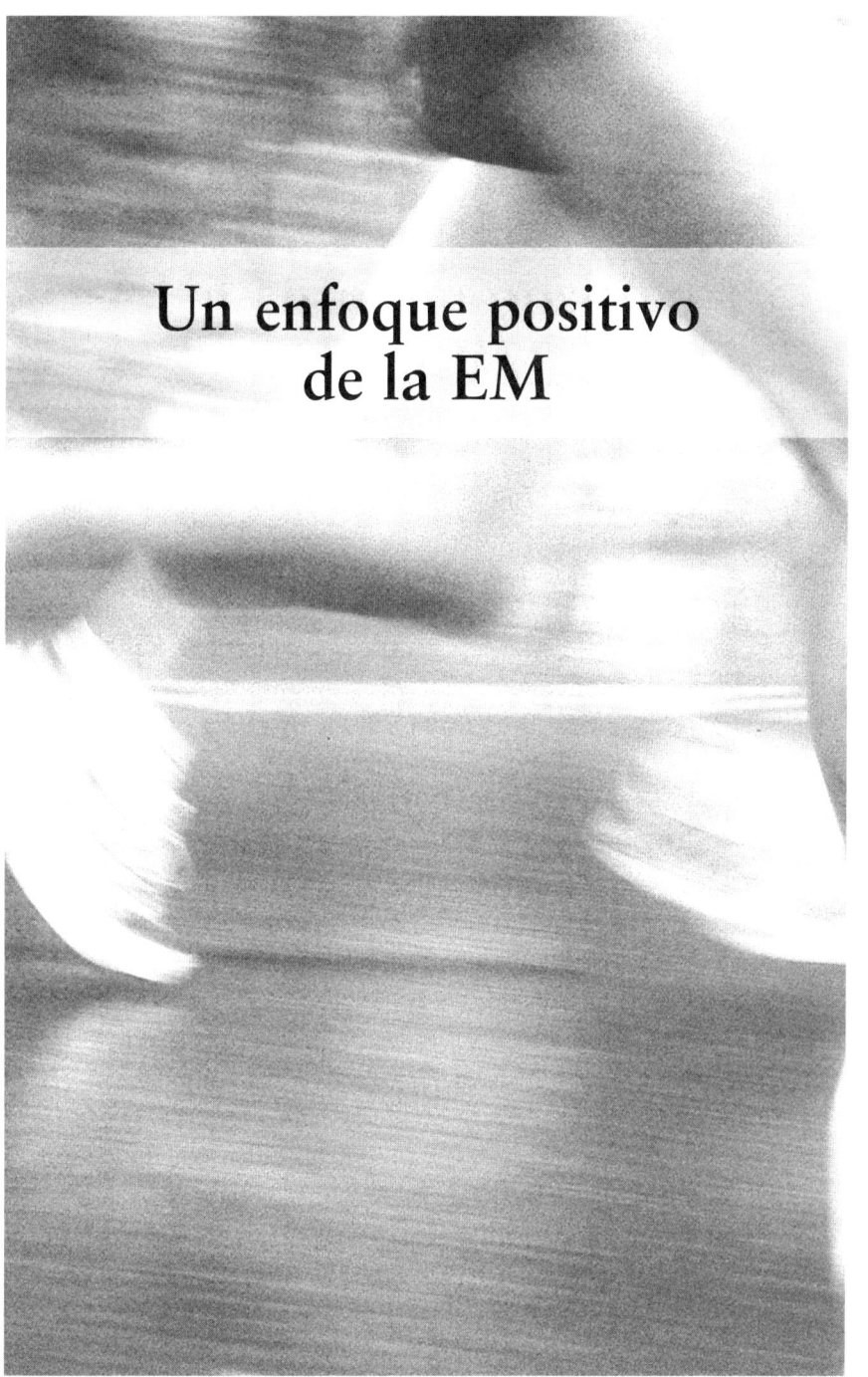

Un enfoque positivo de la EM

Cada dificultad con la que tropezamos en la vida nos ofrece la oportunidad de volvernos hacia dentro e invocar a nuestros recursos íntimos. Posees fuerzas que aún no conoces. (Epicteto)

Tradicionalmente, la psicología, posiblemente siguiendo el modelo médico, ha asociado trauma o hecho traumático con sintomatología psicopatológica. Pero esto no siempre es así. No siempre que sufrimos un trauma vamos a desarrollar algún daño o alguna enfermedad. Esto que es tan válido en medicina (por poner un ejemplo cercano, a una disfunción en la mielina, necesariamente sigue una disfunción en las señales nerviosas de nuestro organismo) no lo es de igual manera en el campo de la psicología. Así, podemos sufrir el trauma más grande (por ejemplo, la muerte del ser más querido) y no necesariamente desarrollamos una depresión o sintomatología depresiva. Esta manera tradicional de entender la relación experiencia traumática y disfunción psicológica como una relación causa-efecto se enmarca en un modelo patogénico de salud que, en última instancia, entiende al individuo, al ser humano, como un ser indefenso, pasivo y paciente en sus procesos traumáticos o de enfermedad.

Sin embargo, y ya en el ámbito de la psicología, a partir de principios de siglo se están considerando modelos más salutogénicos, enfoques desde la salud, desde lo positivo, enfoques que contemplan al individuo no como un sujeto pasivo, sino como un sujeto activo y fuerte, con una capacidad de resistir y rehacerse de los traumas y calamidades sufridos por muy potentes que éstos sean. El modelo de la llamada **«psicología positiva»**, que va a sustentar este capítulo, es uno de ellos.

Dicho esto, y enlazando con el tema que ahora nos ocupa, podríamos afirmar que, a pesar de que la esclerosis múltiple es un suceso traumático importante que supone un auténtico riesgo de manifestaciones depresivas, sin embargo, la mayoría de las personas afectadas no desarrollamos, gracias a Dios, síntomas de patología psicológica. Y esto ¿por qué? ¿A qué se puede deber?

Por un lado, a que la persona afectada de esclerosis múltiple es afortunadamente **mucho más que un cuerpo roto**: es inteligencia, es emoción, es voluntad, y todo ello no está dañado específicamente por la enfermedad, por lo que, esencialmente, continuamos indemnes; por otro, a que el ser humano es capaz de adaptarse, incluso de encontrar sentido y crecimiento personal en las experiencias más traumáticas. Esta idea va a representar el eje central de nuestra exposición en este capítulo.

Vayamos a ello.

REACCIÓN RESILIENTE ANTE EXPERIENCIAS TRAUMÁTICAS. LA CAPACIDAD DE RESISTIR Y REHACERSE

En estos últimos años, en el ámbito de la psicología, se ha desarrollado un concepto, aceptado, asumido por toda la comunidad científica, cuya consideración nos encaja perfectamente en estos momentos. Me estoy refiriendo a la noción de **resiliencia,** de personalidad resiliente, palabra complicada pero concepto sencillo detrás del cual vamos a descubrir ideas muy interesantes que nos van a resultar muy útiles.

A nivel general, podríamos definir la resiliencia como algo tan sencillo y optimista como el **«espontáneo ajuste saludable ante la adversidad»**. Así, la personalidad resiliente, ante un trauma de la vida, desarrollaría un proceso natural de ajuste que le restauraría el equilibrio perdido o alterado. Esto es, que al cabo de un tiempo, y de una manera natural y espontánea (es decir, sin hacer nada extraordinario, sin tratamientos específicos), volvería a la misma situación psicológica que tenía antes de sufrir el *shock*. Esta característica de la personalidad no es patrimonio exclusivo de unos privilegiados, sino que parece ser inherente al ser humano, que es patrimonio de todos los individuos, como fundamentaremos más tarde. Además, otra dosis de optimismo, nos hace resistentes a las adversidades de la vida y nos recuerda algo tan hermoso y esperanzador como que «un niño herido no está condenado a ser un adulto fracasado», dada esta capacidad natural de ajuste a las adversidades.

A nivel más concreto, podríamos entender la resiliencia:

a) Como ajuste saludable que implica que una situación adversa no llega a interrumpir el funcionamiento normal de la persona y, por tanto, ésta no presenta síntomas disfuncionales.
b) Como proceso de recuperación espontánea cuando el funcionamiento normal de la persona se ha visto afectado. Así, la persona recupera a corto plazo su equilibrio inicial.

Podríamos añadir, como habíamos insinuado hace un momento, que:

c) Esta característica de la personalidad es inherente al ser humano. Las famosas investigaciones de Fredrickson (2003) sobre las reacciones de la población de Nueva York después del atentado de las Torres Gemelas nos avalan este planteamiento:

– En primera instancia, 9 de cada 10 encuestados no sufrieron desequilibrios relevantes. Continuaron sin problemas su vida normal (fueron resilientes como ajuste saludable).
– Del resto, la población afectada, el 80 por 100, a los seis meses, habían recuperado espontáneamente su normalidad (fueron resilientes como proceso de recuperación espontánea).

— En resumen, a los seis meses, el 98 por 100 de la población sale indemne del trauma, por lo que esta investigación sugiere la práctica universalidad de la resiliencia (tal como la hemos definido) para traumas como los del atentado del 11 S.

Posiblemente, la capacidad adaptativa y de ajuste saludable sea menor cuando la afectación es más directa y más personal, como en el caso de la esclerosis múltiple, que cuando la vivencia del trauma es más indirecta, más en diferido, como es el caso de las personas encuestadas después del atentado de Nueva York, aunque ello no reste consistencia ni validez a nuestra reflexión. Así, podríamos decir, en términos coloquiales, que nuestra esclerosis no es para tanto (no es la primera vez que lo decimos), porque somos naturalmente resilientes. Y, precisamente por ello, tenemos recursos para que el trauma de nuestra enfermedad no nos altere nuestro equilibrio mental o, cuando menos, lo podamos recuperar de un modo natural en la gran mayoría de los casos. Dicho de otra manera el trauma personal que supone la esclerosis múltiple no tendría por qué destrozarnos el equilibrio personal. Ni el equilibrio personal ni las cotas de felicidad conseguidas.

Pero nosotros vamos a ser todavía más optimistas y vamos a dar otra vuelta de tuerca al concepto de resiliencia yendo un poquito más allá.

CRECIMIENTO POSTRAUMÁTICO: NUESTRA VISIÓN POSITIVA

Entendemos que las personas, nosotros, no sólo mantenemos nuestro equilibrio mental después de un suceso traumático como acabamos de ver, sino que nuestra crisis, nuestro drama, puede suponer, además, una maravillosa ocasión para desarrollarnos y crecer personalmente, para ser más plenos, para ser mejores, para ser más felices. Victor Frankl debía de tener razón cuando nos decía aquello de «el hombre que se levanta es más fuerte que el que no ha caído».

Efectivamente, en las últimas décadas, un gran número de psicólogos han venido detectando que las experiencias traumáticas, las experiencias adversas, nos pueden llevar a una situación mejor que la teníamos antes del evento traumático. Autores como el propio Frankl, o Maslow, Rogers y Fromm, defendieron la idea **del cambio positivo como consecuencia del enfrentamiento a la adversidad.** Y, efectivamente, puede haber un cambio interesante en nuestras vidas.

En esta línea, recientemente, en 2000, Calhoun y Tedeschi han desarrollado y sistematizado esta posibilidad de crecimiento postraumático y concretan tres niveles de desarrollo, de cambio positivo, con los que, seguramente, muchos de nosotros (yo, desde luego) nos vamos a sentir identificados. Hablan de:

a) Cambios en uno mismo. Cambios normalmente asociados a un aumento en la confianza de uno mismo para afrontar cualquier adversidad que pueda surgir en el futuro.

b) Cambios en las relaciones interpersonales. Así, las relaciones con otras personas pueden verse seleccionadas y fortalecidas. «Ahora sé quiénes son los que verdaderamente me quieren y me siento mucho más cerca de ellos que antes» podría ser algo que resume la idea, y que, con toda seguridad, lo hemos pensado y sentido en más de una ocasión.

c) Cambios en la espiritualidad y en la filosofía de la vida. Otro hecho evidente es que las experiencias traumáticas tienden a sacudir de forma radical las concepciones sobre las que hemos construido nuestra idea de contemplar y entender el mundo. Esta sacudida postraumática nos puede ayudar a mejorar la conciencia de quiénes somos y hacia dónde vamos, a relativizar muchas cosas, a distinguir y elegir lo verdaderamente importante y a valorar las pequeñas cosas de la vida, a tomarse la vida más alegremente y disfrutar más de ella.

¿Verdad que todo esto nos suena y lo sentimos muy cercano? Se trata de cambios que, en definitiva, nos pueden ayudar a crecer, a ajustar nuestro proyecto existencial y a posibilitar una manera más feliz de ser en el mundo. Os puedo decir que, personalmente, he realizado estos ajustes (sobre todo los referidos a cambios en la filosofía de vida) y, de verdad, no sé si soy más feliz que antes de la aparición de la esclerosis, quizá no, pero es absolutamente cierto que no lo soy menos, a pesar de que mi progresivo deterioro motor parece ser que no tiene demasiada paciencia...

En definitiva, recapitulando y resumiendo, podríamos decir que esto de la esclerosis múltiple (en cualquiera de sus formas) es **menos grave** de lo que se pudiera pensar. (Recordemos que se nos resquebraja el cuerpo, pero no el alma.) También que esta situación de enfermedad tiene muchos aspectos positivos y puede ser una buena **ocasión para crecer** y ser más felices. Y algo más, también muy optimista, que **tenemos herramientas** para lograr ese crecimiento, ya que esto de la calidad de vida, de la vida de calidad y/o de la felicidad, en una buena parte, se puede aprender. Las emociones positivas que proporcionan bienestar son aprendibles y desarrollables. Las investigaciones de Fredrickson han demostrado que experimentar emociones positivas como gratitud, amor y otras tras la vivencia de un suceso traumático nos hacen vivir más positivamente, desarrolla el afrontamiento y minimiza al riesgo de depresión.

De ahí que pensemos que es sensato y coherente y que puede resultar beneficioso cualquier programa que se dedique a desarrollar en las personas, afectadas o no, repertorios positivos de la personalidad y/o emociones positivas que poseen tanta virtualidad benefactora.

Y de esta manera, en función de estas premisas, hemos desarrollado el **Programa «Fierabrás»**, que trata de enseñar a vivir la vida en positivo, a crear un hábito de sentir en positivo y, en definitiva, a cambiar el chip de sombras que muchas veces nos domina por un chip de luces (o, cuando menos, claroscuros), utilizando como metodología fundamental la repetición sistemática de tareas emocionales positivas. ¿Cómo se aprende a hablar? Hablando. ¿Cómo se aprende a conducir? Conduciendo. ¿Cómo se aprende a ser positivo? Ejercitando ser positivo. Veámoslo.

Programa «Fierabrás» para la mejora de la salud mental

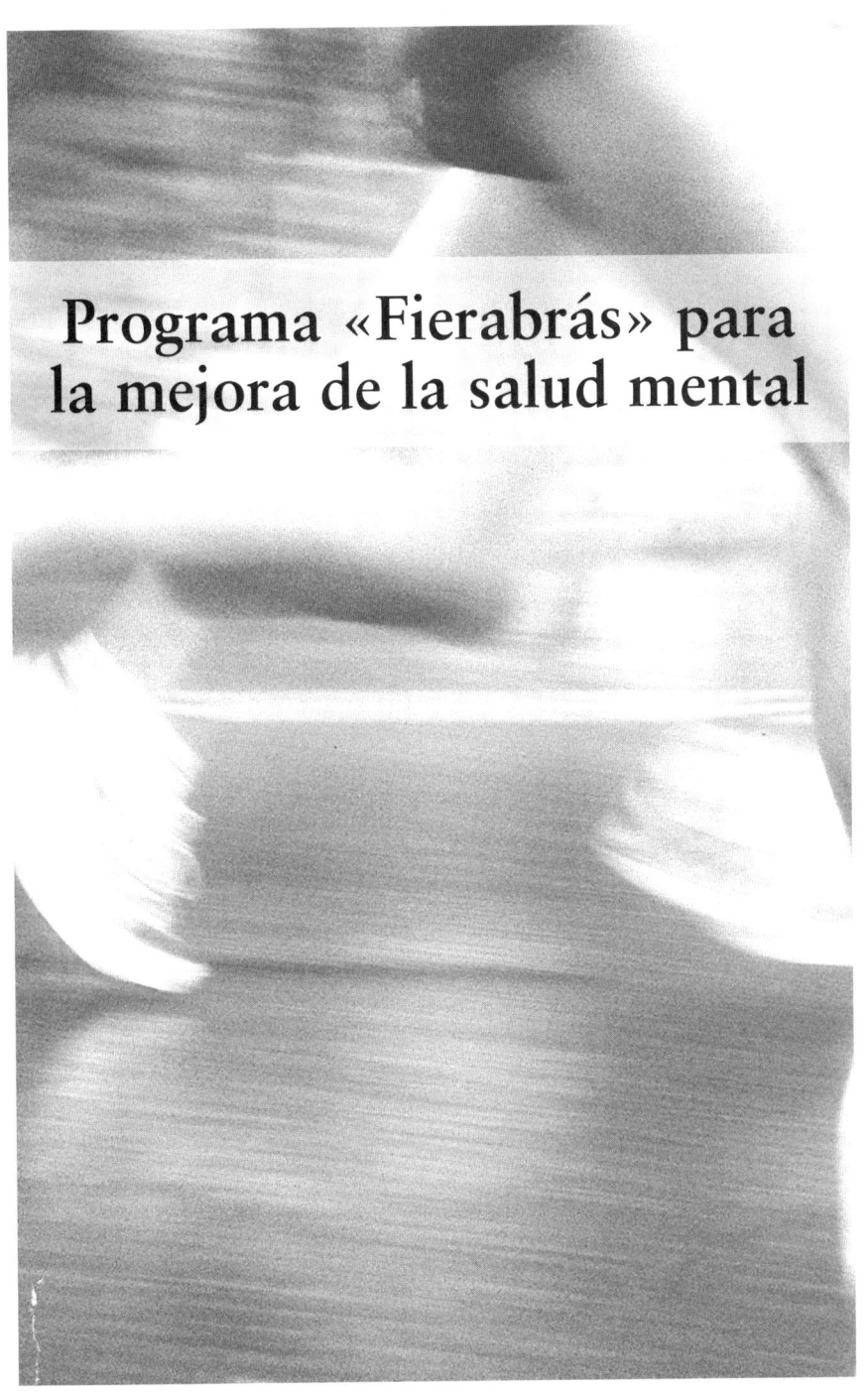

Aprendiendo a ser feliz: mejorando nuestra salud mental

No quiere mi alma atormentada una paz inmaculada y plena.
Sí con resquicios sutiles y grietas varias por donde entre la luz de noche...
Por donde entres tú.

Calidad de vida y vida de calidad, salud mental y felicidad

Concluíamos el capítulo anterior con un mensaje positivo y optimista: podemos aprender a disfrutar más de la vida, podemos aprender a ser felices. ¿Verdaderamente es posible? Yo estoy rotundamente convencido de que sí. Sin embargo, el tema va más allá porque no sólo es posible, sino que es necesario. O, dicho de otra manera, la felicidad no sólo es un derecho, sino también una obligación su búsqueda. El filósofo Javier Sádaba nos comenta que la felicidad y su correspondiente compromiso de buscarla representan uno de los pilares de la ética. El propio Dalai Lama nos recuerda textualmente que: «Quizá el sentido de nuestra existencia sea el buscar la felicidad». Partimos, por tanto, del convencimiento de que la felicidad es, y debe ser, la primera aspiración del ser humano y el primer compromiso ético de nuestra existencia. Por otro lado, a partir de los primeros años de este siglo XXI, la llamada psicología positiva (influida por las corrientes psicológicas humanistas y de la salud) insiste en las emociones positivas como legítimo objeto de estudio y en el desarrollo de las mismas como camino para lograr una vida de calidad, es decir, una vida feliz.

No obstante, da la impresión de que nuestra sociedad no es especialmente feliz. Si bien en todos los estudios especializados nuestros conciudadanos occidentales nos autodeclaramos moderadamente felices, todos somos testigos de la insatisfacción y de los vacíos existenciales de nosotros mismos y de nuestros próximos. Vivimos actualmente (quizá más que nunca) con el radical sentimiento de sentirnos seres inacabados e incompletos y no excesivamente felices. Digan lo que digan los estudios, no estamos sobrados de felicidad, o al menos no actuamos como si así lo fuéramos. Difícilmente podemos ser plenos si organizamos nuestros proyectos existenciales alrededor de objetivos materiales y de consumo. Difícilmente podemos ser muy felices si mantenemos nuestra tendencia a contemplar el lado negativo de las cosas. Si esto vale para la sociedad en general, cuanto más para las personas sujetas a una experiencia negativa traumática continuada, como es soportar sobre nuestro esqueleto (nunca mejor dicho) una enfermedad como la EM.

Así pues, todos los humanos deseamos un mayor bienestar en nuestras vidas y todos podemos conseguir un mayor bienestar en nuestras vidas. Todos los humanos también soñamos con una vida de mayor calidad y todos podemos alcanzar una vida de mayor calidad. En resumen, ésta es nuestra hipótesis de trabajo, todos queremos ser más felices y todos los humanos podemos ser más felices.

Pero, ¿qué es la felicidad?, ¿qué entendemos por felicidad? Tema complicado donde los haya. Tema posiblemente insoluble. Tema inefable como tantos otros que no se pueden explicar explícitamente con palabras. Sin embargo, sí podemos acercarnos a su comprensión con aproximaciones accidentales o desde planteamientos negativos. Así, podemos decir, por ejemplo, que la felicidad no es un estado, que es una actividad, que es un proceso, que lo que existen son momentos de felicidad y no estados absolutos de felicidad. Efectivamente, podemos decir muchas cosas acerca de la felicidad aunque posiblemente no lleguemos nunca a una definición universalmente satisfactoria. Pero esto no impide ni debe dificultar nuestro discurso, porque nuestro objetivo no es hacer teoría sino simplemente acercarnos a una práctica que nos sirva. Posiblemente nuestro objetivo no sea llegar, sino sencillamente caminar y avanzar.

En este recorrido nos encontramos con algo que nos parece sensato y nos puede ayudar en nuestra particular consideración. Me estoy refiriendo al concepto de **vida de calidad.** Nadie nos puede quitar la razón si afirmamos que detrás de la felicidad siempre existe una vida de calidad. Es evidente que cuando hablamos de vida de calidad no nos estamos refiriendo al tan socorrido concepto de «calidad de vida» por todos los sociólogos del estado de bienestar, a esa calidad de vida objetivada en índices y parámetros de seguridad y confort. La vida confortable es sin duda un ingrediente de una vida de calidad, pero no es el único ni el más importante a la hora de proporcionarnos felicidad. Sobre este tema siempre me viene a la cabeza la excelsa figura de Teresa de Calcuta. ¿Tenía mucha calidad de vida en parámetros de confort y bienestar? Posiblemente su calidad de vida, definida en estos términos, fue pequeña, incluso precaria. ¿Podríamos dudar de que su ejemplar vida no fue una vida de excelente calidad? ¿Se puede trabajar como lo hizo la Madre Teresa desde otra plenitud que no sea la de la felicidad? Estamos, efectivamente, ante un ejemplo extremo, excepcional, cercano al mundo de la santidad. Sin embargo, sí podríamos decir que esta persona disfrutó de una excelente salud general (vivió más de 90 años) y de una extraordinaria salud mental. Bajando al mundo de los humanos normales, esta última reflexión nos puede servir de gran utilidad, ya que nos lleva a considerar algo que, desde la psicología, nos parece de especial relevancia. La salud, en general, y la salud mental, en particular, representan dos parámetros básicos y primarios de la vivencia de bienestar, de sentirse bien, de sentirse feliz. De ahí el título de este módulo introductorio. En la medida que mejoremos nuestra salud mental, mejoraremos nuestra felicidad. En la medida que aprendamos a optimizar nuestra salud mental, aprenderemos a optimizar nuestra felicidad.

Está claro que ahora toca cuestionarnos qué entendemos por **salud mental**. Posiblemente nos encontremos ante una cuestión más fácil de responder (al ser conceptualmente más concreta) que al tema de la felicidad. Sin embargo, tampoco el asunto es sencillo. Nosotros vamos a considerar dos enfoques que, yendo en la misma dirección, van por distintos caminos. Estamos hablando de los enfoques de la psiquiatría y la psicología clásicas (modelos patogénicos) y de los enfoques de la psiquiatría y la psicología positivas (modelos salutogénicos). En los primeros, la salud mental se define básicamente como ausencia de psicopatología. En los segundos la salud mental se define como algo más que la no presencia de enfermedad mental. Se define por variables positivas relacionadas con la satisfacción personal, el bienestar o la felicidad. Se define por parámetros o repertorios positivos de la personalidad del tipo de control emocional, autoestima, emocionabilidad positiva y capacidad de adaptación a las exigencias de la vida (FEAFES, Confederación Española de Asociaciones de Familiares y Personas con Enfermed Mental). Estamos hablando, como veremos, de dos modelos no excluyentes, sino totalmente convergentes y complementarios. Nosotros y nuestro modelo de mejora, no obstante, nos enmarcaremos en el segundo.

El proceso de mejora de la salud mental desde la psicología tradicional y desde la psicología positiva

Son dos modelos diferentes que persiguen un mismo objetivo (de ahí que no sean excluyentes): **promocionar la salud mental** y la vida de calidad en las personas. Presentan importantes diferencias tal como aparecen en la tabla 1, en la que queda perfectamente enmarcado nuestro programa.

Tabla 1. *El proceso de mejora de la salud mental desde la psicología tradicional y desde la psicología positiva*

Enfoque tradicional	Enfoque positivo
Trata de eliminar síntomas psicopatológicos y nos llevaría a la curación.	Trata de desarrollar capacidades que nos llevarían a la prevención.
Presta más atención a nuestros repertorios desadaptativos: la parte enferma de la persona.	Presta más atención a nuestros repertorios adaptativos: la parte saludable de la persona.
Sujeto paciente: más espectador de su proceso.	Sujeto activo: más protagonista de su proceso.
Psicoterapias clásicas de intervención en psicopatología.	Modelos desde las psicologías positiva, humanista y de la salud: Programa «Fierabrás».

Los enfoques tradicionales de la psicología han concebido la mejora de la salud mental a partir de la eliminación de los síntomas negativos, de esos repertorios negativos de nuestra personalidad que nos amargan la existencia. Así, por ejemplo, si *me siento apático y con sintomatología depresiva que me impide disfrutar de la vida, ¿qué haré?* Buscaré un profesional clínico que me atienda y me ayude, bien vía farmacológica o bien vía psicoterapéutica. Así, después de un tiempo tomando antidepresivos y asistiendo periódicamente a sesiones de psicoterapia, recobraré el estado de ánimo y podré disfrutar de la vida y hacer vida normal. Perfectamente correcto. Estamos ante el procedimiento clásico que, como hemos visto, trata, finalmente, de eliminar nuestras emociones y repertorios negativos.

Sin embargo, en los últimos 10 ó 15 años la comunidad científica se ha centrado en un enfoque que, propugnado por la psicología positiva, a su vez influida por la psicología humanista, contempla el tema de la salud mental desde otra perspectiva y sugiere un enfoque distinto en los programas de mejora. Éstos consisten en programas de desarrollo de emociones positivas y de repertorios positivos de la personalidad, es decir, en programas de crecimiento y desarrollo personal (los trabajos de Seligman y Fredrickson podrían representar los referentes básicos de este planteamiento).

De esta manera, ante la situación del ejemplo anterior de *me siento apático y con sintomatología depresiva que me impide disfrutar de la vida, ¿qué haré?*, al margen de que tome o no medicación y sesiones de psicoterapia, además, trabajaré personalmente en el marco de una **terapia positiva consistente en el desarrollo de emociones y repertorios positivos,** de potencialidades adaptativas que me van a mejorar el sentido de la vida, la salud mental y, en definitiva, las ganas de vivir y la felicidad, emociones positivas que pueden (normalmente no puede ser de otro modo) convivir perfectamente con las negativas, y, de esa manera: *yo continúo con los mismos problemas con mis hijos, con mi pareja, con mi trabajo, con la sociedad y con mi enfermedad, pero voy a desarrollarme personalmente porque así conseguiré vivir y afrontar los problemas de un modo diferente y, posiblemente, con mayor higiene mental.*

Estos enfoques nos llevan, por tanto, a incorporar un «chip» positivo en nuestro cerebro y en nuestro corazón, tratando de romper esa perniciosa tendencia que tenemos de ver siempre la botella medio vacía y, en consecuencia, de olvidar o de no tomar conciencia del sinfin de cosas positivas y estupendas que, además de los problemas, me suceden a lo largo del día. Se trataría de pasar del «qué mísera vida» al «aunque mísera, qué maravillosa vida».

Lógicamente, desde estos programas positivos, el sujeto es mucho más protagonista de su proceso de mejora en la medida que es él quien se tiene que trabajar personalmente, quien se tiene que autoeducar, quien se tiene que autodesarrollar; y por ello, la dependencia respecto al profesional clínico es mínima.

Por otra parte, el desarrollo de estos repertorios se logra a partir de la repetición sistemática de tareas emocionales positivas, por lo que solamente, en la medida que repitamos regularmente conductas mentalmente saludables, desarrollaremos e interiorizaremos un chip mental saludable. Aristóteles lo tenía muy claro: «Lo fundamental de la virtud es su carácter de hábito, de aprendizaje, de práctica continua». Así pues, para ser un poco más optimista habrá que realizar reiteradamente actos de optimismo, para ser un poco más solidario habrá que repetir diariamente actos de solidaridad. Al principio, quizá, su consecución resulte forzada, pero al tiempo se genera una disposición permanente que representa al hábito, al repertorio positivo de la personalidad consolidado.

Finalmente, tampoco estará de más que insistamos en el carácter no excluyente y sí complementario de estos dos enfoques. Recordemos la inevitable pero creativa convivencia entre emociones positivas y emociones negativas. De la misma manera se puede trabajar simultáneamente: por un lado, en la supresión de repertorios negativos que nos impiden disfrutar de la vida con cualquier tipo de ayuda psicológica tradicional, y, por otro, en la potenciación y desarrollo de fortalezas, virtudes, emociones o repertorios positivos que nos van a posibilitar un mayor goce de la vida a partir de«terapias positivas».

Uno de estos programas positivos es el Programa «Fierabrás» (en adelante PF), que, participando y asumiendo la filosofía y los principios psicológicos que fundamentan la psicología positiva en general, y la «oficialista» escuela de Seligman en particular, organiza los contenidos de trabajo y de desarrollo en función de un esquema más clásico y, a la vez, más poético, un programa, por otra parte, cuya aplicación puede suponer un crecimiento personal, una mejora de nuestra vida de calidad. Pero, ¡ojo!, seamos realistas y no fantaseemos en nuestras expectativas: este tipo de programas, ciertamente, nos pueden ayudar, pero en ningún caso nos van a proporcionar el milagro de la felicidad plena y absoluta. Aunque posiblemente, como sugiere el poemita introductorio, es mejor que sea así: una felicidad máxima nos deshumanizaría, nos convertiría en seres de otro mundo. Y esto, además de antinatural, resultaría demasiado aburrido. Así pues, continuaremos con nuestra zozobra interior, pero, eso sí, un poco más fuertes, un poco más plenos y un poco más felices.

De Seligman a Cervantes

EL BÁLSAMO DE «FIERABRÁS»
(Homenaje a Don Quijote de la Mancha)

¡Tu halo, don Quijote, tu halo!
maravillosamente hoy dentro de mí,
y en él, el bálsamo de la luz,
la ansiada fórmula de la libertad,
que los pérfidos Frestón y Malambruno
obnubilaron en tu memoria en aquella venta encantada.
Conciencia, amor y compromiso.
Ésta es la receta fantástica, la excelsa composición
que puede sanar todas las heridas del alma.
Conciencia de la sinconciencia, razón de la sinrazón,
conciencia desnuda.
Fidelidad eterna, inquebrantable sueño de justicia,
ese beso infinito a Dulcinea...
Y el más entregado amor al hombre vencido y humillado.
Inteligencia, emoción y voluntad juntas cabalgando,
unidas en un único corazón.
Es tu verdad, Mío Cide Quijote,
el rapto místico, tu halo revelador,
esa verdad mágica y milagrosa
que cambiará el mundo
y que hará realidad tu divino sueño incomprendido
reconquistando la Justicia para todos los hombres.

Conciencia, amor y compromiso

Si, por un momento, repasáramos el poema, estoy convencido de que la mayoría de nosotros estaríamos de acuerdo en considerar que se trata de un poema optimista, que tiene un planteamiento positivo y esperanzador, tan extraordinariamente positivo que casi lo entenderíamos como utópico. Verdaderamente esta fórmula mágica, como decíamos al final del capítulo anterior, no nos va a eliminar nuestras enfermedades y penalidades, pero (aquí se esconde el milagro) sí nos puede suavizar las penas y enriquecer un poco nuestras vidas.

Podemos observar, también, que su composición centesimal es tanto o más científica que lírica. El poeta nos habla de conciencia, de amor y de compromiso, es decir, de inteligencia, de emoción y de voluntad, lo que nos hace referencia a los tres niveles que, junto al biológico, sustentan y expresan nuestra vida. Estamos hablando del nivel cognitivo, del nivel emocional y del nivel conductual como concreción pragmática de los otros dos. Así pues, nuestro discurso presenta un fundamento teórico lo suficientemente cabal que nos tranquiliza metodológicamente y nos anima a continuar en nuestro quijotesco empeño.

De esta manera, vamos a tratar de mejorar nuestras vidas trabajando una serie de repertorios positivos de la personalidad que, como las seis virtudes o fortalezas básicas de Seligman, quedan enmarcadas en nuestro modelo, tal como se puede observar en la tabla 2.

Tabla 2. Fortalezas básicas y ámbitos de trabajo en el modelo de Seligman y en el programa «Fierabrás»

Seligman, 2003	Sabiduría, espiritualidad	Humanidad	Valor, templanza, justicia
Arbea, 2006	Conciencia	Amor	Compromiso
Nivel	Cognitivo	Emocional	Conductual

Podemos observar que hemos pasado de un modelo hexadimensional, como es el de Seligman, a un modelo tridimensional.

A partir de aquí, trabajaremos y desarrollaremos diferentes repertorios positivos de nuestra manera de ser y de actuar, de nuestra personalidad, de nuestra comprensión y de nuestra actitud frente a la vida, que, indudablemente, nos pueden conducir a una vida de calidad donde la tristeza del alma no tenga cabida.

Repertorios positivos de la personalidad en el Programa «Fierabrás»

En este programa vamos a trabajar y tratar de desarrollar distintas facetas de nuestra personalidad cuya optimización puede mejorar nuestra salud mental, nuestra capacidad de disfrutar la vida, nuestra sensación de bienestar. Estos repertorios positivos representan, como ya hemos dicho, una antología de las 24 fortalezas que presenta Seligman y otras que se inspiran en el modelo positivo de salud mental que defienden la Federación Mundial de Salud Mental y su extensión española, la FEAFES.

Por otra parte, nos parece oportuno señalar que una novedad interesante que añade nuestro planteamiento es que se trata de un **modelo abierto** al que se puede ir incorporando cualquier otra fortaleza susceptible de ser trabajada. Porque en nuestro modelo, los repertorios positivos «son todos los que están, pero no están todos los que son». En esta posibilidad de ir seleccionando fortalezas y «conductas virtuosas» podemos **personalizar** el programa, ajustarlo a nuestra medida y, en definitiva, enriquecerlo favoreciendo el protagonismo y la autodeterminación en cada proceso individual de mejora. Así pues, el programa es versátil, flexible y personalizado.

Por otra parte, nos parece de obligado cumplimiento significar que este programa tiene muy poco de original. Como mucho, el formato puede tener un cierto carácter innovador. Este planteamiento de descripción y «aprendizaje» de la felicidad está presente en toda la filosofía griega, encabezada por Platón y Aristóteles y en cualquier psicólogo o pensador con sentido común. A finales del siglo pasado, A. Maslow nos habla, como último objetivo de su psicología, de la búsqueda del «hombre creativo, que no es otra cosa que el hombre virtuoso, que el hombre mejor». No hemos inventado nada. Simplemente, podríamos decir que el Programa «Fierabrás» se trata una **«original adaptación»**, cuyos principales repertorios se presentan en la tabla 3.

Tabla 3. Repertorios positivos de la personalidad priorizados en el programa «Fierabrás» (Arbea, 2006)

CONCIENCIA (lo cognitivo)	AMOR (lo emocional)	COMPROMISO (lo conductual)
Humildad/sencillez	Autoaceptación	Perseverancia/voluntad
Reflexión/juicio	Comunicación emocional/cordialidad	Valentía/coraje
Sentido del humor	Inteligencia socioemocional	Entusiasmo/motivación
Contemplación	Gratitud	Creatividad
Esperanza/optimismo	Perdón	Coherencia/integridad
		Solidaridad/justicia

Hagamos ahora un paréntesis reflexivo. Imaginemos por un momento a una persona altamente desarrollada en todas y cada una de las características reseñadas anteriormente. Sería demasiado. No sería de este mundo. Sería un ángel o estaría en los altares. Demasiado. Pero, más humildemente, también podemos imaginar a cada uno de nosotros con, «tan solo» un gran sentido del humor, una buena autoaceptación y una aceptable creatividad. ¿No les parece que, en este supuesto, nuestra vida gozaría de una más que buena calidad y seríamos un poco más felices?

Aquí se inserta nuestra hipótesis de trabajo: «en la medida que reajustemos nuestra conciencia, desarrollemos nuestra capacidad emocional positiva (amor) y asumamos un compromiso ético, mejoraremos nuestra salud mental, vamos a ser más felices y, en última instancia, vamos a hacer más insignificante en la memoria a nuestra inseparable «inquilina», nuestra EM.

Por el contrario, tampoco nos va a resultar especialmente difícil reconocer que vivimos con una conciencia egocéntrica importante, con una emocionabilidad no precisamente muy positiva y, desde luego, sin asumir un auténtico compromiso de responsabilidad y universalidad. Así, es muy difícil que disfrutemos suficientemente de nuestra vida y que seamos lo felices que podemos y merecemos ser. ¡Menos mal que ha aparecido el espíritu de Don Quijote para recordarnos que existe un bálsamo maravilloso...!

Un bálsamo maravilloso que nos despierte facultades dormidas, nos recupere fortalezas escondidas o, simplemente, nos potencie repertorios positivos sin desarrollar plenamente. Un bálsamo maravilloso que nos posibilite el crecimiento personal, ése que Maslow nos refiere como base de la autorrealización y nos lleve a ser esa persona creativa que va a mejorar nuestra vida de calidad entornando las puertas para que entre en ella un poquito de felicidad. Pero, ¿cómo podemos beneficiarnos de esta esperanzadora medicina? O, dicho de otra manera, ¿cómo desarrollamos la conciencia, optimizamos nuestras emociones y asumimos un auténtico compromiso ético?

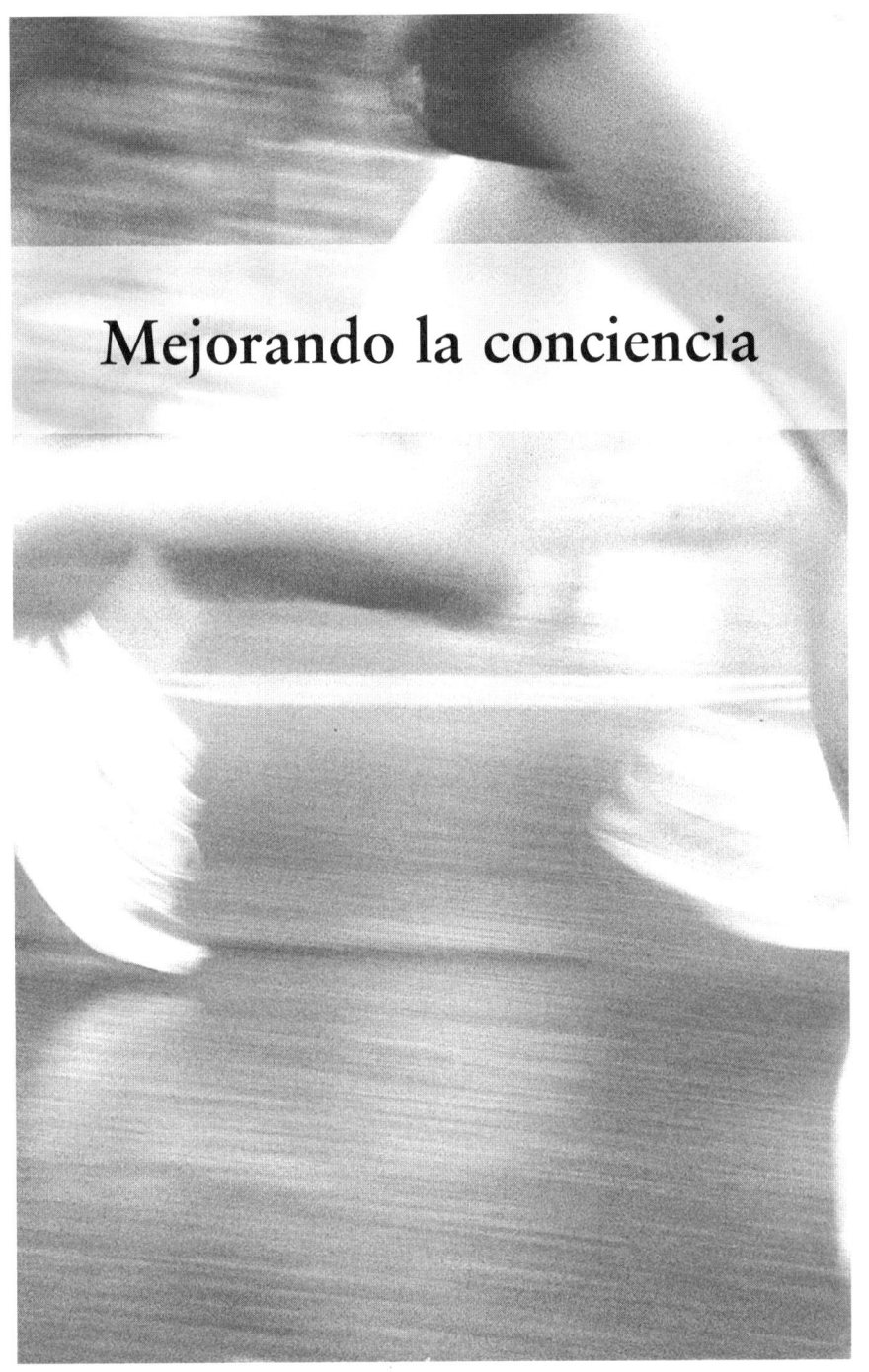

Mejorando la conciencia

Polvo, huellas, lágrimas, llanto... y siempre llanto.
¿Es otra cosa el hombre que ese barro huérfano
que sueña inútilmente con ser un suspiro de Dios?
...
Hoy me he levantado lúcido:
soy mi no soy, lo que he dejado de ser,
el que se perdió y no se ha encontrado.

¿Y si lo hacemos más sencillo?

Yo soy el que nació...
o en un alarde poético,
tú.

Como decíamos en el capítulo anterior, el Programa «Fierabrás» va a tratar de mejorar la conciencia, optimizar la afectividad y asumir un auténtico compromiso ético. Ello nos proporcionará (ésta era la hipótesis general) mayores cotas de salud mental y de felicidad. De ahí que, en primera instancia, intente desarrollar la conciencia. No nos debe extrañar, ya que nuestra inteligencia, nuestro raciocinio, nuestro juicio suponen el fundamento de nuestra existencia. No olvidemos aquello de «somos hijos de nuestras obras y éstas de nuestros pensamientos». Nuestra mayor o menor felicidad es hija de nuestras conductas y éstas, a su vez, se van a fundamentar en nuestra concepción del mundo, en nuestras ideas.

A nivel más concreto, nuestra hipótesis de trabajo nos va a sugerir que conforme mayor sea nuestro nivel de conciencia acerca de «quiénes somos» y de «hacia dónde vamos», mejor nos situaremos frente a la vida y sus circunstancias, y, en consecuencia, organizaremos un proyecto existencial más ajustado, con mayor sentido y más posibilitador de felicidad. Por el contrario, en la medida en que nuestro nivel de conciencia no sea el adecuado, nuestras posibilidades de frustración, fracaso existencial e infelicidad serán mayores.

¿Quiénes somos?

Desde nuestro punto de vista, la sociedad actual adolece de un individualismo feroz, exagerado. Nos han educado, hemos crecido y actuamos absoluta e inconscientemente convencidos de que somos el centro del universo y de que somos, o tenemos que ser, poderosos y omnipotentes. Sin embargo, si nos analizamos con honestidad, reconoceremos que somos esclavos de un ego hinchado de narcisismo. Y esto, desde una perspectiva seria no es exactamente así. Ni somos «superhombres» ni «supermujeres». El problema reside en que, en la medida que nos creemos el centro del universo, nuestras proyecciones, nuestras ambiciones, son, con frecuencia, tan fantásticamente elevadas que casi nunca se pueden realizar, lo que nos conduce a una frustración permanente. Así, evidentemente, no se puede ser feliz.

No somos superhombres, somos lo que somos: simples humanos, frágiles y mortales. Pero no solemos ser conscientes de ello porque da miedo reconocer nuestra fragilidad. Sin embargo, una de las más radicales experiencias del ser humano es precisamente esa conciencia de su limitación, de su pequeñez. No somos el centro del universo, ni somos grandiosos, somos, más bien, poquita cosa, aunque precisamente en la conciencia de esa pequeñez reside nuestra grandeza.

Esto que parece tan sencillo, pues no lo debe ser tanto, porque normalmente ni lo asumimos ni actuamos como si lo hubiéramos hecho. Y ello se explica porque hace falta mucha valentía, mucha humanidad plena para romper con la inercia del autoengaño y aceptarnos como lo poquito que somos cuando nos quitamos las defensas y los ropajes. Este *streap-tease* del alma no debe ser nada fácil ya que requiere importantes dosis de honestidad y de coraje al dejarnos tan desnudos, y desvelarnos tan limitados. Pero también estamos convencidos de que sólo la autenticidad y la libertad, la grandeza en definitiva, se alcanza desde la profunda desnudez.

Por ello, a la vez, **somos maravillosos,** precisamente por eso, porque somos humanos, porque somos personas, y en la medida de que somos conscientes de esa pequeñez somos divinos. Como recuerda el hinduismo: «Todos llevamos un trozo de Dios en nuestro interior». Y es que el ser humano es maravilloso por el hecho de ser persona. Puede amar, puede luchar, puede elegir, puede ser pleno, puede crecer, puede llorar, puede sufrir, puede ser feliz, puede ser consciente de su pequeñez..., y, así, ser extraordinario, divino. Además, cada uno de nosotros es único e irrepetible..., de ahí nuestra grandeza. ¡Maravillosa paradoja ésta de la conciencia de la limitación humana!

Continuando este razonamiento, llegamos, consecuentemente, a otro planteamiento fundamental: al ser todos personas, **todos somos iguales.** Nos diferenciamos en lo accidental, no en lo esencial. Las diferencias entre los seres humanos son bastante menos y más pequeñas de lo que normalmente pensamos. Y como todos somos iguales, todos somos maravillosos, todos somos divinos: «y aquel que está a tu izquierda, en el Gólgota, el mal ladrón, también es un dios», nos recordaba el poeta León Felipe. Asumiendo esta premisa a nivel teórico, en la práctica, optimizaremos nuestra relación con el mundo y con los demás y, en consecuencia, nuestra sensación de felicidad. «La felicidad se fundamenta en nuestra relación con los demás», nos recuerda J. A. Marina.

De esta manera, desde este nivel de conciencia, nos va a resultar bastante más fácil obviar una tendencia tormentosa que tantas ocasiones preside nuestra vida: la **comparación continua** con el otro, no en términos de igualdad, sino en términos jerárquicos:

«yo soy más que tú, yo tengo más que tú». Por este camino siempre llegamos a la amargura, pues siempre hay otra persona que, en esta dialéctica, siempre «es más y tiene más que yo». Dicho de otra manera, asumir este nivel de conciencia nos puede ayudar a liberarnos de la **envidia** que tan frecuentemente (y tan infelizmente) representa el eje relacional en nuestra interacción con los demás.

De ahí que, y pensando en positivo, debe surgir una comunicación con los demás mucho más radicalmente humana. A partir de aquí, la relación con los otros nunca debiera ser jerárquica y siempre en términos de igualdad, una relación en donde no caben ni pobres ni ricos, ni listos ni tontos; una relación donde todos somos esencialmente iguales en la medida que somos personas y en la que las diferencias se contemplan como puro accidente. Así, tampoco nos debiera extrañar que afirmemos que, desde este nivel de conciencia, **nadie es más ni mejor que nadie.** Ciertamente, se trata de un golpe duro para nuestro egocentrismo. ¿Qué pasa, que ya no soy el más guapo, ni el más inteligente, ni incluso el más cojo...? (aunque, en algún momento, nos puede venir muy bien en nuestra guerra personal contra la adversidad: «yo no soy menos que nadie por muy roto y desvencijado que tenga mi cuerpo»).

En última instancia, avanzando un último paso en nuestro discurso, llegamos a eso que yo llamo «mística popular», que debería ser el punto de partida en nuestras relaciones sociales y que se insinúa en el poema introductorio: el **yo soy tú.** Se trata de la igualación máxima entre los humanos en función de nuestra identidad esencial: ser personas. Desde este punto de vista, tus grandezas son mis grandezas, tus miserias son las mías. Somos, en definitiva, hermanos, la misma esencia. Si asumiéramos esta propuesta, ¿seríamos capaces de no amar a nuestro prójimo?, propuesta potente que, como veremos al final del capítulo, puede suponer el referente inicial de nuestro proyecto existencial.

¿Hacia dónde vamos?

Todas las personas, todos nosotros, tenemos, más o menos explicitado, más o menos consciente, un proyecto de vida que se organiza y se articula alrededor de una meta última, que es la que, finalmente, da sentido a nuestra vida: «yo estoy en el mundo para ser o hacer esto o lo otro». Ciertamente, en muchas ocasiones, empujados por la rutina social, jamás hemos reflexionado pausadamente para responder a esta pregunta: ¿hacia dónde voy? o ¿hacia dónde quiero ir? Y ello no significa que no tengamos un proyecto existencial, más o menos definido, más o menos inconsciente, ajustado al esquema de valores que cada uno personalmente tenemos para cada una de nuestras respectivas vidas. Nuestra hipótesis es que, en muchos casos, estos proyectos están desajustados o mal enfocados, que no son ni los más adecuados ni los más posibilitadores de bienestar, por lo que nos suponen una innecesaria fuente de desengaños y pesares. O en la reformulación positiva: en la medida que enfoquemos más «sabiamente» nuestro proyecto de vida mejoraremos nuestra salud mental, nuestra vida de calidad y, por tanto, nuestra felicidad.

Por un lado, creo que adolecemos de organizarnos unos proyectos existenciales un tanto irreales y lejanos en la medida de que su realización, en la mayoría de las ocasiones, no dependen en absoluto de nosotros mismos y sí, sin embargo, mayoritariamente de los demás. Si, por ejemplo, mi proyecto trata de tener riquezas, poder o llevar la vida más hedonista y placentera posible, tendré que reconocer que las fuentes de satisfacción están fuera de mí. Se trataría de un proyecto que no depende de mí, sino de variables externas, exteriores a mí. Se trataría de un proyecto sobre el que apenas tengo control o tengo muy pocas **posibilidades de control.** La satisfacción de mi proyecto dependerá, por ejemplo, de las veleidades de la política, de cómo encaje en los grupos de poder o, sencilla y genéricamente, del azar y de la suerte que tenga. En todas estas circunstancias el control está fuera de mí, me es ajeno.

Este tema lo hemos tratado en la primera parte, por lo que podremos recordar perfectamente que, en situaciones de este tipo, es notable el riesgo de indefensión como consecuencia de las continuas frustraciones a las que estamos expuestos por esa grave dificultad de control de nuestro proyecto existencial, de nuestra propia vida. Parece ser, por consiguiente, que no es buena inversión un plan de vida que dependa tanto de los demás y tan poco de nosotros mismos. De ahí que parezca sensato organizar nuestro proyecto de vida, nuestros deseos, nuestras legítimas ambiciones, alrededor de lo que está en mi mano la dirección de su proceso. Estamos hablando, por ejemplo, del amor, de la solidaridad, de la gratitud, del perdón, de la disciplina y de otras tantas posibilidades que constituyen el crecimiento personal, y cuyo desarrollo dependen fundamentalmente de uno mismo. Se trata de facetas importantes de la vida para cuyo logro no necesitamos la intervención de fuerzas ni de personas externas. Se trata, por tanto, de organizarnos de tal manera que en lo máximo posible dependamos más de nosotros mismos y seamos más actores protagonistas y menos espectadores pasivos. De hacerlo así, ¿no creen ustedes que ganaríamos en autorrealización y, por ello, en libertad?

Por otra parte, posiblemente, esas ambiciones y objetivos que sustentan nuestro más o menos consciente plan de **autorrealización,** nuestro plan de vida, no representan lo realmente importante en cuanto a lo que de significación existencial se refiere. Dicho de otra manera, organizamos nuestro proyecto existencial en torno a metas y fines no importantes que difícilmente generan felicidad. Lo inteligente consistiría en enfocar nuestra vida en torno a lo **verdaderamente importante.** Pero, ¿qué es lo auténticamente importante? En este sentido, Seligman diferencia entre vida placentera, vida buena y vida significativa, según qué tipo de valores dirijan nuestros proyectos de vida.

La **vida placentera,** que supone una legítima aspiración del ser humano, enlaza con esa motivación primaria y natural de búsqueda del placer y evitación del dolor. Implica entender la calidad de una vida como el saldo entre los buenos y los malos momentos. Implica incorporar la variable de lo confortable en nuestras legítimas aspiraciones. Implica una vigilancia y atención continuas por el logro del placer. La vida placentera se trataría, en definitiva, de un hedonismo natural e innato, de fuerte carácter adaptativo, propio de la especie animal en general, y de los humanos en particular.

Disfrutar de estos placeres de la vida, de claros componentes sensorial y emocional, no es algo insignificante ni de segundo orden. Es algo que, obviamente, proporciona bienestar y sensación de felicidad. Sin embargo presentan una característica de especial relevancia en nuestra búsqueda de un proyecto existencial que proporcione las mayores cotas de plenitud. Nos referimos al carácter efímero y pasajero de los mismos. Nos referimos también a nuestro fácil acostumbramiento a los mismos y a su vertiginoso aumento de tolerancia y consiguiente y permanente insatisfacción. Estamos hablando, además, de emociones obtenidas por actividades ajenas a nosotros mismos (de evidente naturaleza extrínseca) y por ello **no muy sobradas de autenticidad.**

Así, una vida dirigida exclusiva o prioritariamente hacia la vida placentera, no proporciona una felicidad estable y duradera. Quizá por ello, una vida exclusivamente enfocada al bien material y al logro proporciona una influencia sorprendentemente baja en el incremento estable de la felicidad (aumentada de un modo puntual y efímero). La mayoría de los estudios y trabajos experimentales ratifican cómo el dinero (salvadas las cotas de una supervivencia digna), el éxito social, el atractivo físico, el éxito sexual y otros logros y placeres materiales no aumentan significativamente la experiencia de felicidad. Parece ser, por tanto, que la vida placentera, como legítimo y razonable objetivo en un proyecto de vida, debe programarse **equilibrada y armónicamente** con otro tipo de enfoques, como vamos a tratar a continuación.

La vida buena (no nos referimos a lo que coloquialmente hablamos como «buena vida» y que representaría a lo que hemos hablado anteriormente sobre la vida placentera) podría corresponder a lo que los primeros filósofos llamaban **«vida virtuosa»**, entendiendo la virtud como «hábitos y actitud de comportamiento para lograr un fin bueno y en búsqueda del bien común». La vida buena (**eudaimonía** para los filósofos helenos), la vida virtuosa, procede del pleno desarrollo de nuestras propias fortalezas, de nuestro crecimiento personal en un claro proceso de motivación intrínseca. Las emociones positivas que surgen son más estables y están más cargadas de **autenticidad**. De ahí que nos parece sensato pensar que, para las personas que organizan su proyecto de vida priorizando el objetivo de desarrollar una «vida buena», las opciones de felicidad son mayores que las que organizan su vida priorizando la vida placentera, en la que los riesgos de insatisfacción e infelicidad son mayores.

Pero aquí no acaba la historia, nos queda considerar un tercer nivel, un tercer enfoque, el de **la vida significativa,** que puede representar la opción superior para el logro de la felicidad. Se trataría de proyectarse y organizar la vida en función de objetivos elevados en el marco del desarrollo de la **espiritualidad**. Y entendemos la espiritualidad como algo consustancial al ser humano, como lo puede ser la búsqueda del placer o la tendencia al crecimiento personal y a la autorrealización. Una espiritualidad como capacidad de ir más allá de lo material, de plantearse objetivos que trasciendan la propia vida. Una espiritualidad como búsqueda del sentido último de la vida, como actitud de confianza plena en el género humano, o como hermandad e igualdad universal entre todos los hombres.

Resumiendo y respondiendo a la pregunta inicial de «hacia dónde vamos», tendríamos que decir que tenemos que ir en la dirección de un **proyecto existencial que sea autoeficaz y esté enfocado hacia lo verdaderamente importante,** que tienda a una vida significativa integrando armónicamente la vida confortable y la vida virtuosa. Y, como hemos insinuado, uno de los caminos para lograrlo tiene que ver con la mejora de nuestra conciencia, trabajando y desarrollando distintos repertorios de nuestra personalidad, alguno de los cuales exponemos a continuación.

Repertorios positivos de actuación y estrategias de mejora

En este apartado vamos a reflexionar sobre una serie de fortalezas de la personalidad que consideramos relevantes para nuestro programa de mejora. Debemos recordar que el programa no es un programa cerrado y al que, en cualquier momento, se le podría añadir cualquier otro repertorio no contemplado aquí y que se considere interesante. Vamos a intentar ver lo que supone cada uno de ellos en nuestro proceso de crecimiento, y, finalmente, sugeriremos algún ejercicio práctico, que no es otro que los que estamos utilizando en nuestro PF. En este sentido, cabe recordar que el campo está abierto a la multitud de actividades, opciones y estrategias concretas que a cada uno de nosotros se nos puedan ocurrir para potenciar estas fortalezas en nuestra vida diaria. Por tanto, cada lector tiene en su mano la posibilidad de enriquecer y ajustar el programa a sus características y circunstancias personales diseñando otro tipo de ejercicios «ad hoc», una puerta abierta a la autodeterminación y a la creatividad.

Humildad y sencillez: yo no soy más que nadie

Esta doble fortaleza puede sorprender de entrada por su aparente puritanismo religioso. Nada más lejos de realidad, ya que no se trata de una virtud blanda y sumisa, sino de un repertorio de la personalidad que supone un modo de entendernos a nosotros mismos y al mundo desde un alto nivel de autoconciencia. Dicho de otra manera, la humildad o la sencillez no surgen de una actitud de mansa docilidad, sino de una actitud de reflexión y crítica. Hace falta mucho valor y mucho coraje para ser humilde y, sobre todo, mucha sabiduría para sentirnos igual que los demás, para sentirnos indiferenciados de los demás, para sentirnos parte de los demás, para sentir, en definitiva, que **«yo soy tú»**.

Una humildad así definida, como sentimiento de igualdad entre todos los humanos, se opone frontalmente a la vanidad y a la soberbia y a cualquier otro sentimiento basado en una jerarquía intrínseca que diferencie y clasifique al ser humano. Además, una humildad así definida, ya lo hemos comentado, presenta una maravillosa virtualidad adaptativa, porque nos evita comparaciones estresantes y envidias culpabilizadoras, porque nos sitúa en un mundo relacional mucho menos agresivo y competitivo y porque, finalmente, nos ayuda a organizarnos un proyecto de vida humilde y sencillo, aunque no por ello menos exigente y ambicioso, realmente facilitador de felicidad.

Y para aprender a ser humilde, desarrollemos, sistemática y reiteradamente, conductas de humildad como las implícitas en los ejercicios que se muestran en la tabla 4.

Tabla 4. Ejercicios utilizados en PF para el desarrollo de la humildad

— Relativizar el éxito pensando que el mérito no es exclusivo mío y que posiblemente otras personas u otros factores han intervenido en él.
— Evitar comparaciones explícitas o implícitas.
— Detectar y registrar las buenas cualidades de los demás (incluyendo las personas más «perdidas y desafortunadas»).
— Evitar (conscientemente) ser el centro de atención.

Sentido del humor: la distancia óptima

Actualmente se habla mucho del sentido del humor como un repertorio de la personalidad de primer orden en el ámbito de una vida de calidad y de la salud mental. Reírse de sí mismo o la risoterapia, por poner dos ejemplos cercanos, son conceptos que se manejan en la mayoría de libros de psicología que tratan de optimizar y mejorar la calidad de vida. La psicología positiva no es ajena a estos planteamientos y en ella el sentido del humor (hasta hace relativamente poco tiempo considerado exclusivamente en el campo de las artes literarias y escénicas) cobra una relevancia que no puede ni debe dejarse de tener en cuenta.

Desde nuestro punto de vista, el humor es una herramienta de la inteligencia adaptativa fundamental en nuestras vidas. El sentido del humor, como herramienta de la conciencia, nos puede ayudar a lograr esa **distancia óptima** ante los eventos que nos son relevantes, una distancia que nos va a permitir situarnos equilibradamente frente a ellos y así poder vivirlos con cordura y sensatez. Se trataría de esa fundamental **función homeostática** del sentido del humor: ayudarnos a encontrar el «eudaimónico» punto medio de las cosas, relativizando hasta su justa medida nuestra percepción y valoración de los acontecimientos que vivimos y que sufrimos.

Este enfoque de ponderación y de equilibrio lo podemos aplicar en relación a nosotros mismos o en relación a los demás, respecto a nuestras vivencias interiores o respecto a los acontecimientos exteriores que nos afectan. En el primer caso, nos encontramos de lleno con la extraordinaria herramienta terapéutica de «reírnos de nosotros mismos». En el segundo, entramos en el ámbito general del respetuoso «reírnos del mundo». En ambas situaciones, el sentido del humor va a ayudar a nuestra conciencia a situarnos cabalmente ante los eventos que sufrimos y que tanta veces hacen tambalear nuestra identidad.

Reírnos de nosotros mismos surge de una experiencia radical del ser humano, la conciencia de nuestra limitación, y supone, en definitiva, algo que ya hemos insinuado en el apartado anterior: la desmitificación, el «desendiosamiento» y la normalización de nuestro ego. Implica una denuncia del mismo y, en consecuencia, un continuo *streap-tease* del alma que nos lleva a una honesta comprensión de nosotros mismos donde no caben narcisismos triunfantes, porque somos conscientes de nuestra pequeñez y perfectamente conocedores de nuestras debilidades. De ahí que el sentido del humor aplicado a nosotros mismos relativiza nuestros triunfos y cuestiona nuestra vanidad; pero, de la misma manera, es tolerante con nuestras debilidades (implica la aceptación de cómo somos, el autoperdón y la autorreconciliación), evitando el autocastigo, recordándonos que no somos peores (ni mejores) que nadie y que, incluso, podemos ser divinos en nuestras miserias. Así, reírnos de nosotros mismos equilibra y armoniza posibilitando juicio y tolerancia en nuestras vidas.

Además, el sentido el humor, en ese procurar la distancia óptima, en esa su función homeostática, **desdramatiza** y hace más objetivas nuestras desventuras y sufrimientos. Estamos totalmente de acuerdo con Charles Chaplin cuando decía: «La vida es una tragedia si se contempla de cerca, pero tiene algo de comedia si se ve desde una perspectiva lejana», o con A. Ellis, padre de la terapia cognitivo-conductual, que nos indica: «La perturbación emocional consiste en tomar la vida excesivamente en serio, exagerando la importancia de las cosas». Sin embargo, esa función de distancia no implica ni frivolidad ni inmadurez, y menos aún niega la realidad, simplemente la suaviza. Las experiencias traumáticas están ahí, y el humor, en su realismo, no las niega, simplemente las hace soportables. En este sentido, el humor no niega la dura realidad sino que parte de ella: como nos recordaba el poeta León Felipe: «El humor es un modo divertido de esconder una lágrima».

Desde otro punto de vista, el humor implica «**reírnos del mundo**»: relativizar las «cosas importantes», las verdades «absolutas y supremas», y con ellas los radicalismos, los dogmatismos y, en general, toda suerte de fundamentalismos. Recordemos que el humor no es lo contrario de lo serio, sino de lo rígido y de lo artificioso. Por eso el humor se enfrenta a cualquier tipo de mesianismo. De ahí que las religiones y la política no sean precisamente los estamentos más entusiastas y devotos del humor. «Reírnos del mundo» implica reírnos de la pomposidad y tantas veces exagerada solemnidad con que adornamos nuestras acciones. No se trata de reírse de o poner en tela de juicio a las personas, pero sí se trata de desnudar la afectación, la vacuidad de tantos hechos e ideas que nos son tan próximos.

Así, nuestro sentido del humor cumple una maravillosa función que nos viene como anillo al dedo en nuestra dialéctica particular con la EM. Nos va a ayudar en el logro de un equilibrado vivir los acontecimientos y a desdramatizar nuestra desgracia personal, impidiendo percepciones y valoraciones tremendistas, suavizando lo trágico, posibilitando emociones positivas y evitando así que la enfermedad nos robe la identidad. El humor nos puede devolver un poco de alegría: nunca debemos olvidar que detrás de él siempre hay un gramo de esperanza.

No es fácil desarrollar el sentido del humor, pero no olvidemos que muchos de nosotros, lo tenemos escondido, infrautilizado, adormecido y latente. Algunos de estos ejercicios nos pueden ayudar a despertarlo. Lo vemos en la tabla 5.

Tabla 5. Ejercicios utilizados en PF para desarrollar el sentido del humor

- Relativizar las «cosas importantes» referidas a uno mismo y a los demás.
- Reírnos (revivirlas en clave de humor) de las continuas disfunciones diarias que presentamos por motivo de nuestra EM.
- Dar la vuelta en clave de humor (sin cambiar el contenido ni herir a otras personas) a cualquier noticia agradable o desagradable.
- Cualquiera de los ejercicios que Eduardo Jáuregui sugiere en su libro *El sentido del humor. Manual de instrucciones* (reseñado en la bibliografía de este libro).

Juicio equilibrado: la verdad compartida

En nuestro narcisista egocentrismo, normalmente tendemos a considerar que nuestras ideas y nuestros pensamientos constituyen una verdad inmutable, la única y auténtica verdad y, en consecuencia, todo lo que no se ajusta ella está equivocado, es erróneo, o, simplemente, no nos sirve. Así nos comportamos cuando hablamos de política, del trabajo, de nuestras relaciones personales, de entender el mundo, de la vida... Pero la razón, la verdad, no sólo tiene un color. ¿Acaso la sinrazón no tiene su punto de verdad? ¿Acaso lo que consideramos «loco» no tiene su punto de cordura? ¿Acaso la verdad objetiva, en cierta manera, no es la suma de todas las verdades subjetivas? ¿Por qué, entonces, la verdad y el juicio de los demás son erróneos y falsos? La verdad de las cosas, si existe, ¿no será cuando menos una **verdad compartida**?

De ahí que si tuviéramos el hábito (la virtud) de analizar y de comprender mejor los puntos de vista de los demás, seríamos más cautos y menos precipitados a la hora de emitir juicios sobre ellos. Nos encontraríamos con una visión más justa y equilibrada del mundo que nos rodea y, obviamente, con una mayor tolerancia a la diversidad. Y es que si comprendo más al otro, lo toleraré más y, en última instancia, me toleraré más a mí mismo, lo que, sin duda alguna, me va a posibilitar una vida más saludable. Esta apertura comprensiva no significa justificar todo lo que sucede en mi alrededor. Supongo que debemos continuar rebelándonos contra las deshonestidades, injusticias y arbitrariedades, pero ese punto de relativismo, de juicio, nos puede llevar a ser más cabales y ecuánimes y por tanto, más éticos. José Luis Sampedro nos habla de la «bondad tolerante» como objetivo existencial. Esa tolerancia bondadosa nos lleva a admitir que el otro puede tener razón, o al menos su razón, absolutamente respetable, de la misma manera que yo tengo la mía a la que, por la misma razón, exijo respeto.

De esta manera, esta «verdad compartida» nos conduce a evitar algo que, además de arbitrario, no nos posibilita ningún tipo de felicidad: el continuo y frívolo **juzgar a los demás**. Si estamos continuamente juzgando, estamos continuamente adjudicando lo bueno y lo malo, lo correcto y lo incorrecto, desde únicamente una sola perspectiva: la nuestra, proceder a todas luces injusto. Pero, además, estos juicios «sumarísimos» que aplicamos a todo el mundo nos producen continuas emociones negativas contra lo sancionado como malo o incorrecto, abriendo una brecha irreparable en las relaciones humanas. Una actitud que nos lleva, por tanto, a estar perpetuamente enfadado contra el resto del mundo, contra el que no piensa como yo. Por el contrario aceptar la «verdad compartida», en la medida que nos reconcilia con el mundo, nos recupera la paz. Este juicio equilibrado supera el simplismo de ese maniqueísmo desadaptativo, y nos presenta un mundo un poquito más complicado (un mundo de muchas verdades, con muchos matices), pero más coherente, menos antagónico y más amable.

Y ese mundo de las mil verdades, de la «verdad compartida», supera la radical dicotomía bueno-malo y añade grados de bondad a multitud de situaciones, así como nos señala que la verdad y la bondad de las cosas pueden estar en cualquier circunstancia de la vida. Este mundo de la «verdad compartida» nos sugiere que nada es absoluto y todo puede tener su punto de verdad, que la mayor desgracia puede tener su parte positiva, que la bondad o maldad de las cosas no las escribe el hombre, sino la historia, que estamos hablando de asumir un relativismo sensato y controlado, que no se trata de un relativismo radical, que no se trata del dominio de la «no verdad», sino del ámbito de la «verdad de todos», del juicio equilibrado. ¿Podemos aprender a cultivarlo y desarrollarlo? La tabla 6 nos sugiere alguna pista.

Tabla 6. Ejercicios utilizados en PF para desarrollar el juicio equilibrado

— Descubrir las razones y la verdad del otro respondiendo a las preguntas ¿por qué haces lo que haces? y ¿por qué tú puedes tener razón?
— Preguntarnos si responderíamos igual en determinadas situaciones si fuéramos otras personas o si quien tengo enfrente fuera otra persona.
— Realizar ejercicios de defensa argumentada de planteamientos contrarios a los nuestros.
— Suspender el juicio: no juzgar.

Optimismo y esperanza: la botella medio llena

No vamos a descubrir nada nuevo si decimos que las personas optimistas (como todas aquellas que desarrollan emociones positivas) disfrutan más de la vida y la desarrollan con mayor calidad. Son numerosos los estudios y datos experimentales que lo avalan (*Optimismo inteligente* de Avia y Vázquez, es un libro francamente interesante sobre este tema). En ellos se observa experimentalmente cómo las personas optimistas poseen mejor tolerancia a la frustración, desarrollan mayor tolerancia al dolor físico, presentan mayor motivación en general, y de ayuda en particular, tienen un juicio más comprensivo sobre los demás y poseen más repertorios positivos de la personalidad que las personas pesimistas. Así pues, ser optimistas, ver lo positivo de mi vida y de las demás personas, nos puede llevar al desarrollo de fortalezas personales y, en consecuencia, a ser más felices.

Pero, ¿cómo se manifiesta el optimismo?, ¿tenemos todos la misma manera de reaccionar antes nuestros éxitos o ante nuestros fracasos? A ello nos responde Seligman muy acertadamente. Para este autor norteamericano existen dos tipos de optimismo-pesimismo según justifiquemos en el espacio y en el tiempo los sucesos que nos afectan. Tendríamos, por un lado, un optimismo-pesimismo **permanente y universal** que viviría y explicaría las causas de nuestros éxitos y de nuestros fracasos, en función de una generalización espacio-temporal absoluta: «siempre y en todos los órdenes de la vida me sucede lo mismo», «nunca podré aceptar y superar esta esclerosis múltiple ni cualquier problema de mi vida».

Por otro lado, está la forma de optimismo-pesimismo **transitorio y específico,** por el que atribuiríamos nuestros éxitos y fracasos a razones eventuales y concretas, vinculadas exclusivamente a una situación específica y coyuntural en el tiempo y en el espacio: «este éxito que he tenido se debe a que precisamente he llegado al lugar y en el momento precisos», «no he tenido suerte con los compañeros que me han tocado en este trabajo».

De todo ello se infiere una idea importante en nuestra reflexión de cómo desarrollar el optimismo y ser más felices: **el arte de la esperanza,** como dice Seligman, reside en encontrar causas permanentes y universales para explicar los sucesos positivos y éxitos personales: «creo que tengo capacidad para adaptarme a la vida y aprender de ella en todo momento y en cualquier circunstancia»; y paralelamente, causas transitorias y específicas para explicar los sucesos negativos y fracasos personales: «sí, es verdad que en esta etapa de mi vida y en lo que se refiere a mi posibilidad de movimientos estoy hecho un desastre, sin embargo tengo muchas facetas en las que funciono inmejorablemente», un planteamiento que nos sugiere una extraordinaria estrategia para desarrollar el optimismo y, ¡cómo no!, la esperanza en la vida.

También podríamos decir que el ser más o menos optimista es una fortaleza estructurada en nuestra personalidad por obvias influencias genéticas e histórico-personales, y por ello, cada uno de nosotros tenemos, de entrada y un estilo afectivo, un personal modo de ser optimista, tanto cuantitativamente como cualitativamente. Sin embargo, existe un amplio margen de desarrollo: se puede aprender a ser optimista, se puede aprender a ver el lado positivo de la vida, se puede aprender a ver «la botella medio llena», se puede aprender a tener esperanza. La tabla 7 nos aporta algún ejercicio para lograrlo.

Tabla 7. *Ejercicios utilizados en PF para desarrollar el optimismo*

- Registrar eventos al día susceptibles de dar gracias por ellos a los demás, a la naturaleza, a la vida o a Dios.
- Ver el lado positivo de noticias o eventos negativos o traumáticos.
- Recordar eventos positivos de nuestro pasado.
- Atribuir permanencia y universalidad a nuestros éxitos y circunstancialidad y especificidad a nuestros fracasos.
- Relativizar el catastrofismo: el peor de los casos nunca es demasiado grave. Ver la inutilidad de los pensamientos catastrofistas.

Contemplación: vivir el presente

¿Sería muy descabellado afirmar que nuestra sociedad está organizada de tal manera que vivimos (fundamentalmente en las ciudades) absolutamente acelerados? ¿Resultaría muy desacertado afirmar que nuestra vida está enfocada prioritariamente hacia lo urgente y no tanto hacia lo importante? Supongo que no, ya que todos somos más o menos conscientes de vivir en un mundo de prisas e impaciencias, en un mundo donde el tiempo nos maneja y condiciona, donde resulta muy difícil, por no decir imposible, vivir y disfrutar el presente, que no es otra cosa que vivir y disfrutar la vida. Ésta nos sucede vertiginosa, sin que nos demos cuenta, ni seamos conscientes de algo tan elemental como que estamos vivos y que somos vida. Esta conciencia nos posibilita vivir el presente, y vivir conscientemente el presente nos posibilita vivir radicalmente la vida. Desgraciadamente, en nuestras ajetreadas vidas tenemos auténticas dificultades para disponer de un gramito de paz, de reposo, o, si queremos ser un poco más trascendentales, de vida contemplativa.

Además, y en clave más pragmática, todos sabemos que ese acelerado modo de vivir no es precisamente beneficioso para nuestra salud mental. Más bien, todo lo contrario: este modo de vida, ratificado por multitud de estudios experimentales, es ansiógeno y facilitador de estrés. Dicho de otra manera, este tipo de vivir (malvivir, diría yo) no da la sensación de que sea el más aconsejable para una vida feliz.

Por todo ello, no nos puede resultar extraño que, en nuestro rumbo hacia una vida de calidad, propongamos hacer un alto en el camino para que, permanentemente, tengamos la posibilidad de **vivir el presente** como estrategia para sentir que vivimos, y, en definitiva, de algo tan importante y posibilitador de autoeficacia como sentirnos dueños de nuestro tiempo y de nuestra propia vida. Vivir el presente de esta manera implica ser consciente de que se es consciente, implica vivir «que se vive»: una especie de metaconciencia, una «conciencia contemplativa» o el paradigmático vivir el «aquí y el ahora» de la psicología humanista. José Luis Sampedro va un poco más allá: «Pensar que en este momento me estoy muriendo, da una intensidad especial a ese mismo momento que cobra una trascendencia especial».

Además, hacer un alto en el camino y agarrarnos por un momento al presente implica romper, aunque sólo sea por un instante, las ataduras con el pasado y con el futuro (de los que tan esclavos funcionamos) y disfrutar de lo actual, ajeno a las influencias depresivas por lo que me ha sucedido y a las influencias ansiosas por lo que está por sucederme.

Esto cobra una relevancia especial en nuestro caso, como pacientes de EM, donde concretamente cualquier tiempo pasado fue mejor y donde el futuro no es precisamente muy esperanzador (desde el punto de vista de la motricidad). De ahí que, con esta estrategia, esperemos liberarnos, al menos momentáneamente, del sombrío futuro que se nos avecina y seamos capaces de detenernos, anclarnos por un momento en el presente y disfrutarlo. En la tabla 8 aportamos alguna idea para desarrollar esa conciencia contemplativa.

Tabla 8. Ejercicios utilizados en PF para vivir el presente

— Disfrutar el momento. Parar el tiempo. Tomar conciencia de una rutina agradable y recrearse conscientemente en su ejecución. Vivir lo «cotidiano» con intensidad. No sólo disfrutar del momento, sino tener conciencia de que disfrutamos.
— Asimismo, sugerimos cualquier ejercicio clásico de relajación, yoga o meditación.

Recapitulando: un proyecto de vida desde el «yo soy tú»

Estamos cerrando el capítulo y se nos impone una reflexión final. Hemos valorado la importancia del pensamiento, de la conciencia en nuestras vidas y hemos asumido su mejora como camino para una vida mejor y más saludable. Hemos reflexionado sobre los repertorios de conciencia priorizados en nuestro programa y también hemos sugerido alguna estrategia y algún ejercicio para lograrlo. Concluimos con la propuesta de organización de un proyecto existencial, de un proyecto para nuestras vidas que, recogiendo todo lo anterior, parta de una premisa fundamental: la conciencia de igualdad entre todos los hombres, esa conciencia que se ejemplifica muy gráficamente en el **«yo soy tú»**, esa mística identificación que hace posible una convivencia, una relación interpersonal, propia de una «humanidad plena».

Un proyecto existencial enfocado hacia lo importante: vidas «virtuosas y significativas». Un proyecto que intente desarrollar finalmente esa espiritualidad que todos, como humanos, llevamos dentro. Un proyecto que nos dé un auténtico sentido a la vida, que nos la haga saludable y plena y que la dote de la máxima calidad y, en consecuencia, de las máximas cotas de felicidad posibles.

Y centrarse en lo importante y significativo implica, entre otras cosas, no prestar atención, no dar excesiva importancia al cuerpo. Implica también, recordar que ni mi cuerpo ni mi enfermedad corporal (mi EM) se han apropiado de mi identidad. Ésta es, hasta ahora, fundamentalmente, espíritu, conciencia. Y también afectividad y amor, como vamos a ver en el capítulo que sigue.

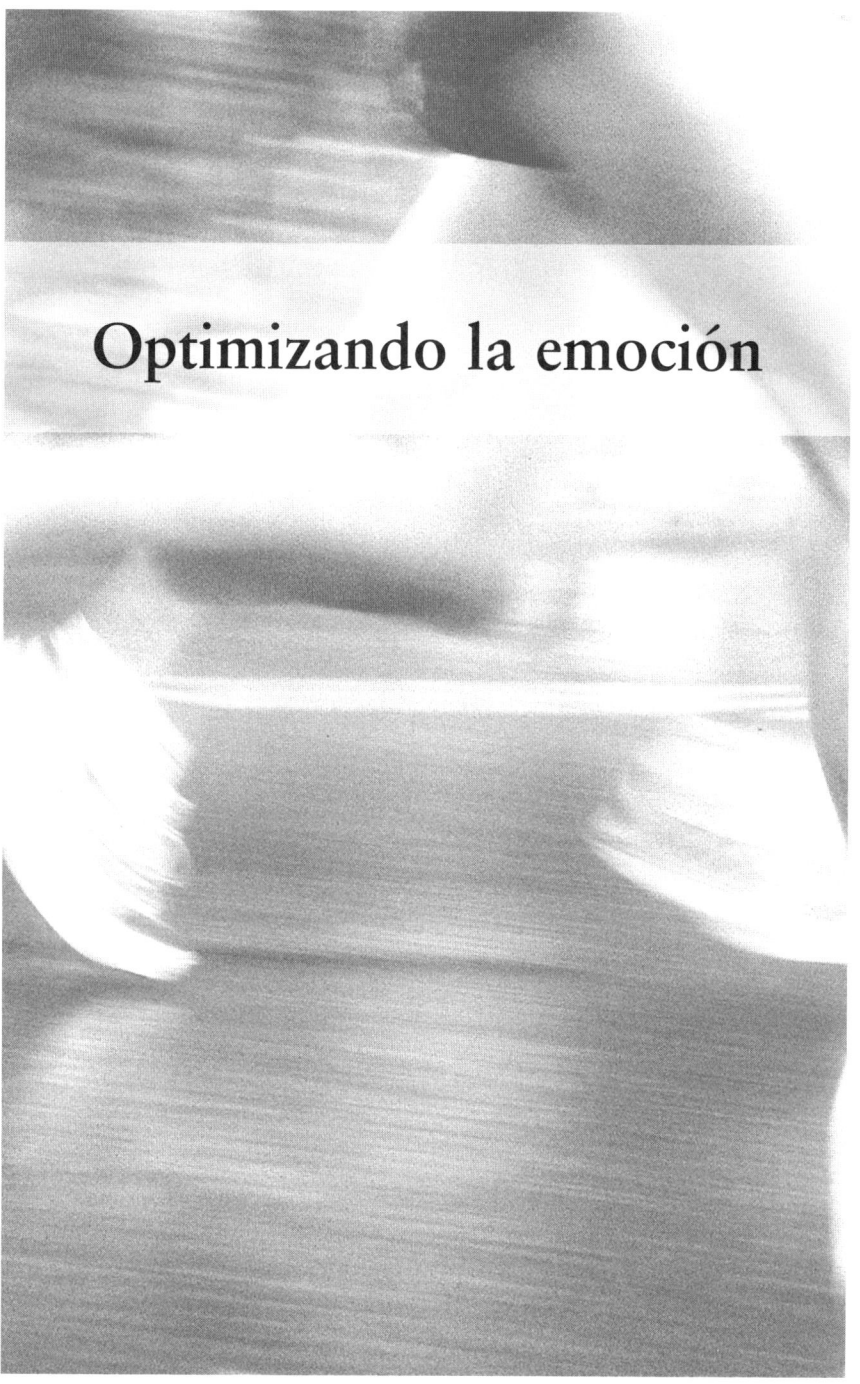

Optimizando la emoción

Tus labios
tercos repiques
que me llaman infinitos a la vida.
Tus labios
arrebatado fuego
que ahuyenta la mirada negra de mi soledad.

Finalizábamos el capítulo anterior recordando cómo la esencia del ser humano no reside en el cuerpo sino en el espíritu, considerándolo tanto conciencia como actitud emocional. Este capítulo va a tratar el tema emocional, pero exclusivamemte desde la perspectiva positiva, como corresponde a nuestro programa. Por eso, nos vamos a referir a las emociones positivas en general, y a la emoción o actitud emocional por antonomasia, el amor, en particular.

Nuestra hipótesis es que el amor como emoción positiva, expresado en distintos repertorios de la personalidad y en distintas manifestaciones conductuales, es fundamental en el crecimiento personal: desarrolla optimismo, plenitud y salud mental en nosotros mismos y en los demás. El amor es el vehículo para optimizar la emoción. El amor es la segunda fuente poderosa de felicidad (la primera fue la conciencia), y no es de extrañar, porque el amor proporciona y regala vida como nos sugiere el poema introductorio.

Una aproximación filosófica: el amor, soplo vital

¿Puede el amor proporcionar felicidad? Posiblemente sí, aunque podría tratarse de algo un tanto discutible. Lo que sí parece incuestionable es la afirmación contraria: que el desamor provoca infelicidad, porque implica incomunicación y soledad. Se trata de una realidad que la hemos vivido, con mayor o menor gravedad, todas las personas. En la medida que el amor supone, entre otras muchas cosas, compartir consuelo y apoyo afectivo, el desamor se nos presenta como la esencia de la soledad: una sensación evidente de pequeñez, desamparo y abandono. Reformulando la idea en términos positivos, podríamos decir que el amor es comunicación, es la **no-soledad,** que implica no sentirnos extraños, extranjeros, desterrados, sino ciudadanos integrados en nuestra propia vida, en «nuestro ser en el mundo» con sentido. Nadie podrá negar que estas virtualidades nos proporcionan compañía e integración en nuestras vidas: se podría decir que, en este sentido, el amor proporciona bienestar y posibilita felicidad.

Por otra parte, otro dato incuestionable es que el apoyo social, entendido como sentirse acompañado, valorado y respetado, es decir, entendido como sentirse querido, es un predictor objetivo del ajuste personal. Es muy difícil que nos sintamos mal, que caigamos en depresión si nos sentimos amados y reconocidos. El amor en este sentido proporciona vida. Si la gente me quiere, si soy digno de ser amado, es que todavía me queda dignidad. Porque amar supone, entre otras cosas, reconocer la dignidad que el otro tiene como persona, recordarle que vale, que merece la pena; en definitiva, recordarle que no está muerto, que está vivo. Por eso, **el amor es vida.** A mí esto me parece maravilloso y tremendamente comprometido porque tenemos la varita mágica en nuestras manos para mejorar el mundo, al menos, ese próximo que nos rodea, y en consecuencia estará en nuestras manos la propia mejora personal, ya que en la medida que damos, recibiremos amor, y nos sentiremos, como sugiere el poema introductorio, vivos y permanentemente acompañados.

Una aproximación empírica: el amor como emoción principal

Las beneficiosas consecuencias de las emociones positivas es algo aceptado por toda la comunidad científica. Son innumerables los estudios experimentales que así lo comprueban. Obviamente, el amor, como principal emoción, o emoción positiva por excelencia, produce asimismo innumerables y provechosos efectos en quien lo ejerce y desarrolla.

Los efectos más comúnmente reseñados en las investigaciones son los referidos a los procesos del pensamiento. Así, la actitud emocional positiva promovería un juicio más benévolo con uno mismo y con los demás, un pensamiento más flexible y menos rígido, y potenciaría la creatividad. Además, en otro orden de cosas, desarrollaría la solidaridad, la motivación, la tolerancia al dolor físico y la tolerancia a la frustración. Estamos hablando de cambios importantes en los repertorios personales de relacionarnos con el mundo. Y en este enfoque empírico no podemos olvidar un repertorio adaptativo fundamental de una gran actualidad (a partir de los años noventa) en el ámbito de la psicología. Estamos hablando de la inteligencia emocional: una herramienta de la conciencia emocional que posibilita la conducta adaptada, mentalmente sana y potencialmente feliz, un concepto que tiene mucho que ver con este nuestro discurso sobre la emocionabilidad positiva, y que, aunque lo vamos a tratar muy sucintamente, representa uno de los ejes transversales de este capítulo.

Volviendo al tema de las emociones positivas en general (y del amor en particular), y presentados sus extraordinarios efectos en nuestras vidas, no es de extrañar que propongamos desarrollarlas e incorporarlas como repertorios de nuestra personalidad y como patrones de conducta de nuestras vidas. Dicho de otra manera, pensamos que optimizar nuestras emociones y desarrollar más el amor en nuestra vida y en nuestras conductas puede representar una herramienta privilegiada para nuestro crecimiento personal y para el logro de una vida de calidad. Veamos a continuación algún ámbito específico de trabajo personal y alguna estrategia concreta que nos lo facilite.

Repertorios positivos de actuación y estrategias de mejora

Una vez más recordamos que los repertorios y patrones de conducta que vamos a tratar en este apartado no son todos los que podrían y/o deberían estar. El PF está abierto y, por tanto, se trata de un programa inacabado. Son muchas las facetas de nuestra vida de corte emocional susceptibles de mejora. Nosotros vamos a reflexionar sobre las que, incorporadas al programa, hemos estado utilizando en la práctica en nuestras aplicaciones clínicas.

La inteligencia emocional: la más inteligente de las inteligencias

De entrada, podríamos decir que la inteligencia emocional es una herramienta de la conciencia emocional, de muy importante carácter adaptativo, que nos optimiza nuestro bien situarnos en el mundo y nuestra capacidad de relacionarnos satisfactoriamente con nosotros mismos y con los demás, una herramienta de la conciencia que tiene un fuerte carácter preventivo en la medida que evita y minimiza los conflictos interpersonales. Si la inteligencia clásica, la inteligencia cognitiva, nos posibilitaba la solución de los problemas lógicos, la inteligencia emocional, optimizando la comunicación, nos ayuda a solucionar los, siempre tan comunes como incómodos, problemas de convivencia que nos amargan la vida y nos alejan de la felicidad. Es tan potente su carácter adaptativo y saludable que no nos debe extrañar que la consideremos como la más inteligente de las inteligencias.

A nivel más concreto, debemos decir que la inteligencia emocional se trata de un repertorio personal complejo: es un constructo amplio que supone distintas habilidades específicas que podemos considerar como excelentes repertorios positivos de nuestra personalidad. Para Gardner y Goleman, esta dimensión compleja de la personalidad está constituida por cuatro capacidades básicas: por un lado, el autoconocimiento y la autogestión de nuestras propias emociones (como capacidades intrapersonales), y, por otro, el reconocimiento de las emociones ajenas y la gestión de la emocionabilidad en las relaciones con los demás (como capacidades interpersonales).

El conocimiento de las propias emociones es un tema más difícil y complejo de lo que pudiera parecer a primera vista. ¡Cuántas veces nos hemos arrepentido por no haber contemplado o tenido en cuenta alguna característica de nuestra personalidad emocional a la hora de haber tomado una decisión! («Si llego a saber que me iba a afectar tanto, no me hubiera comprometido con esta historia»), o formulado en positivo: en la medida que uno conoce mejor sus sentimientos, dispone de más posibilidades de ver las repercusiones de nuestras conductas y, en consecuencia, más posibilidades de acertar en nuestro proceso de toma de decisiones. Algo que parece ser de sentido común, conocernos mejor, nos ayuda a analizar mejor los pros y los contras de nuestras conductas y, consecuentemente, a acertar en nuestras decisiones. Su virtualidad positiva y adaptativa resulta evidente.

Pero una cosa es autoconocerse emocionalmente y otra bien distinta tener la capacidad de la autogestión y el autocontrol de las emociones. Evidentemente, la primera condición no supone (aunque la fundamente y la facilite) necesariamente la segunda. Podríamos decir que la primera capacidad tiene que ver más con la parte cognitiva de la emoción, y que la segunda con la parte volitiva y conductual de la misma. En cualquier caso, estamos hablando de una habilidad que nos puede ayudar a digerir positivamente sentimientos negativos, a tener mayor tolerancia a la frustración y a reaccionar madura, serena y equilibradamente ante situaciones emocionales fuertes (negativas o positivas). Estamos hablando de una importante habilidad que, por otra parte, nos puede ayudar a una expresión más sincera y asertiva de nuestras creencias y sentimientos, con la maravillosa potencialidad comunicativa que ello tiene. Una pregunta que a todos nos puede hacer pensar: ¿cuántos disgustos e infelicidades habríamos evitado si nos hubiéramos comunicado emocionalmente mejor o hubiéramos controlado mejor nuestras emociones?

En los últimos años se habla mucho de la empatía, de la actitud empática como actitud óptima en el proceso comunicativo de las personas en general, y en el proceso comunicativo en la relación de ayuda en particular. Esta actitud vital implica la comprensión del estado emocional del otro y, desde ahí, ponerse en su situación existencial tomando una conciencia íntima de sus sentimientos. Así, el diálogo, la relación entre personas siempre será más respetuosa, más positiva emocionalmente y, desde luego, más saludable. El reconocimiento de las emociones ajenas es la primera condición de la empatía. Sintonizar emocionalmente con el otro es la base de la empatía. Muchas veces no nos lo proponemos, otras no queremos, pero otras muchas ni tan siquiera sabemos reconocer ni tener en cuenta desde qué estado emocional interacciona el otro. De ahí que relacionarnos empáticamente acaba resultando un bien muy poco extendido a pesar de sus extraordinarias potencialidades adaptativas. Desarrollar, por tanto, esta habilidad implica desarrollar nuestra inteligencia emocional, otra opción de mejora.

Lógicamente, estas habilidades básicas hay que aplicarlas en nuestra interacción con los demás para lograr una relación adecuada con las emociones ajenas. El control y gestión de las relaciones personales representa la culminación pragmática de todo lo dicho anteriormente. Mejorando nuestra comunicación emocional posibilitamos «llevarnos bien» con el otro, lo que representa, ya lo hemos visto más arriba, una indudable fuente de salud mental.

Hemos repasado las cuatro fortalezas que constituyen la inteligencia emocional y que suponen cuatro instancias cuya mejora y desarrollo nos pueden conducir a una vida de mayor calidad, con mayores opciones de felicidad. Trabajémoslas.

Tabla 9. Ejercicios sugeridos en PF para el desarrollo de la inteligencia emocional

> — La metodología práctica para mejorar la inteligencia emocional no se ha contemplado específica y concretamente en nuestro programa, que la considera de un modo transversal. No obstante, los desgloses y concreciones de la IE que Goleman recoge en los apéndices de su libro pueden proporcionar diferentes estrategias para desarrollar estas habilidades definidas en términos de habilidades específicas y de conducta (*Inteligencia emocional* de D. Goleman).

Autocompasión: la caridad empieza por uno mismo

Cuántas veces hemos oído esta sentencia popular y cuántas veces la hemos utilizado como coartada para justificar conductas, presuntamente egoístas, que, desde nuestra formación judeocristiana, las consideramos injustificables y poco generosas, y en consecuencia, de no usar este recurso, nos podrían culpabilizar. Sin embargo, el uso de esas licencias no sólo es razonable sino necesario. En muchas ocasiones no nos queremos lo suficiente o, cuando menos, no nos queremos bien. En muchas ocasiones, nuestro perfeccionismo, nuestra exagerada exigencia nos lleva a la autoculpabilización y al autocastigo, lo que nos amarga la vida y nos impide ser felices.

Sin embargo, desde la conciencia de nuestra pequeñez, tal como lo hemos visto en el capítulo anterior, meter la pata, el fracaso personal, los múltiples errores, no ser perfectos en última instancia, no son más que expresiones naturales de nuestra condición humana. De ahí que, sin llegar a un autoperdón cínico y tramposo que nos justifique todo, debemos ser más comprensivos, respetuosos y tolerantes con nosotros mismos.

Cristine Neff habla del respeto por uno mismo como de una especie de empatía interna o sentimiento cariñoso autodirigido en el que uno se compromete a hacer todo lo que pueda por producirse a sí mismo bienestar y eliminar lo que ha aprendido que le es dañino. Es el concepto de **autocompasión**: una forma de autorregulación emocional o de inteligencia emocional que transforma las emociones dolorosas o negativas en aprecio por uno mismo y como opción de redirigir la atención a los aspectos positivos de nuestra vida para recuperar el equilibrio emocional.

Cuando esto se aplica a uno mismo, no se dan juicios negativos por los propios fallos, fracasos y debilidades, sino que se comprenden como si fueran de otro. Este sentimiento compasivo hacia uno provoca que las personas eviten la comparación continua con los demás, disminuya su autohostilidad y la necesidad de defenderse. En segunda instancia, los efectos preventivos de ansiedad y depresión parecen de lógica consecuencia.

Esta idea genérica del concepto de autocompasión (autoaceptación) la hemos objetivado en dos repertorios positivos susceptibles de ser trabajados, concretamente: como aceptación realista y positiva de nuestros errores sin autoflagelarnos (recordarnos y aceptar con naturalidad que no somos tan buenos como creemos y que no pasa nada), y como ejercicio concreto de autoestima en la conciencia positiva de nuestras habilidades (recodarnos que somos mejores de lo que creemos y podemos hacer cosas maravillosas). Lo vemos en la tabla 10.

Tabla 10. Ejercicios sugeridos en PF para el desarrollo de la autocompasión

---
— Ejercicio de autoaceptación positiva (autoestima): registrar diariamente actuaciones personales por las que nos podemos sentir orgullosos de nosotros mismos.
— Ejercicio de autoconciliación: racionalizar y normalizar nuestros errores viviéndolos como algo natural.

Cordialidad: amor en las relaciones personales

El filósofo J. A. Marina nos recordaba en capítulos anteriores cómo la buena relación con los demás es la condición más importante para lograr la felicidad. Quizá esta afirmación nos valga como condición necesaria, aunque no como condición suficiente, ya que entran otras muchas variables que influyen en la conquista de esta deseada felicidad. En cualquier caso, ello nos lleva a considerar la gran importancia de las relaciones personales en nuestro proceso de mejora personal y a tenerlas en cuenta y trabajarlas en el camino de nuestro bienestar. Pero, ¿qué significa relacionarnos bien con los demás?

Si repasamos nuestro modo de interactuar con el otro, posiblemente observaríamos que nuestra relación (excepto con personas muy próximas, familiares y pocos más) es fundamentalmente distante. Las personas con las que me relaciono diariamente, las vivo como algo ajeno a mi vida (incluso muchas veces como enemigos), como algo que no tiene nada que ver conmigo. Se trata de una relación fría, sin afecto positivo. Se trata de una relación desde la razón y tantas veces desde el utilitarismo. Evidentemente, si hemos asumido la premisa del «yo soy tú», nuestra relación surgirá desde el corazón, desde la cordialidad. Desde ese planteamiento, mi interlocutor tiene que ver mucho conmigo, no me es ajeno y, si nos ponemos metafísicos, podríamos decir que, incluso, es parte de mí. Mi prójimo, valga la tautología, es próximo a mí. Vivir las relaciones personales desde la cordialidad es vivirlas desde el afecto positivo, desde el amor, lo que nos llevaría necesariamente a una actitud empática hacia el prójimo. Desde este modo de interactuar con los demás se optimiza la comunicación interpersonal.

La **«escucha empática»**, que tantos psicólogos de la comunicación y de la relación de ayuda la proclaman, supone una herramienta de la empatía, una habilidad básica en esta interacción desde la cordialidad. Se trata, ya lo hemos insinuado más arriba, de escuchar desde la emoción del otro, comprendiendo desde qué situación emocional me habla. Se trata de escuchar sin interrumpir, sin valorar, sin juzgar, de olvidarnos de nosotros mismos y escuchar desde el lugar del otro. Implica querer comprender y centrarnos más en la persona y no tanto en el contenido. Se trata de una comunicación sin críticas, sin prejuicios, sin intención de herir, pensando en la otra persona, comunicando nuestro propio cariño. Se trata de que nosotros mismos nos abramos emocionalmente y expresemos nuestros sentimientos tantas veces tan celosamente guardados. Implica, en definitiva, un auténtico acto de amor: tomar en serio a la persona con la que me comunico, respetarla.

Introducción

Y este modo de relacionarnos, de respetar, de amar al otro, no sólo es beneficioso para las personas con las que interactuamos, sino que lo es para nosotros mismos. La **cordialidad** con los demás lleva consigo la armonía con la vida y, por tanto, la armonía con uno mismo, esto es, la paz interior. En la tabla 11 recordamos alguna estrategia concreta para conseguirlo.

Tabla 11. Ejercicios sugeridos en PF para el desarrollo de la cordialidad

— Ejercicios diarios de escucha y de respuesta empáticas.
— Expresar (no ocultar) diariamente mis sentimientos y emociones para mejorar la comunicación.
— Diariamente, hacer el esfuerzo de comunicarnos desde el corazón, tratando de ser auténticamente amable con las personas.

Gratitud: reconocimiento del otro y de la vida

La gratitud se define como el sentimiento de agradecimiento y de alegría al recibir lo que uno percibe como un obsequio de otra persona o de la propia vida (de la propia naturaleza). El desarrollo de este interesante repertorio de la personalidad implica, por consiguiente, una actitud de agradecimiento a los demás y a la vida por los regalos recibidos.

Los efectos empíricos de la gratitud, como emoción positiva, han sido ampliamente estudiados por la comunidad científica. Diversos expertos han mostrado cómo responder con agradecimiento a las distintas circunstancias de la vida constituye una importante estrategia adaptativa en la medida que posibilita en las personas la interpretación positiva de sus experiencias cotidianas. También se ha visto cómo la gratitud asegura la reciprocidad en la relación social e inhibe comportamientos interpersonales destructivos. Asimismo, la gratitud parece ser que desarrolla sentimientos positivos sobre la propia vida y una visión más optimista del futuro.

A otro nivel de reflexión, la gratitud se puede relacionar con la espiritualidad, ya que nos puede llevar a una armonía (unión) con los demás o con la vida misma y su consecuente optimismo existencial.

No perdamos de vista que agradecer al otro, a la vida, a la naturaleza o a Dios, implica reconocimiento e identificación con el prójimo, con la vida, con la naturaleza o con Dios.

Por otra parte, esta actitud emocional de agradecimiento, en lo referente a la relación con los demás, se concreta en algo de lo que adolecemos en nuestra cultura: expresar públicamente nuestro agradecimiento, dar las gracias. Sorprendentemente, lo estamos viendo en nuestra reciente puesta en marcha del programa. Existen muchas personas, más de las previstas, que consideran «dar expresamente las gracias» como algo que no es necesario, que sobra, que se sobreentiende, que se presupone, que lo importante es sentirse agradecido y, por tanto, reconciliado con los demás.

Sin embargo, esto no es suficiente. Agradeciendo públicamente, el otro se siente reconocido, se siente valorado, se siente querido. Un ejemplo que refuerza esta última reflexión es el hecho de que son muy pocas las veces que, en nuestra relación de pareja, verbalizamos el agradecimiento a los favores recibidos, ya que los vivimos como naturales, como obligados, como que no suponen un esfuerzo o un detalle de amor por la otra parte. Esto es un error evidente.

A partir de verbalizar el agradecimiento, «dar las gracias» a nuestra persona próxima, la interacción mejora significativamente. Dar públicamente las gracias es reconocer al otro, recordarle que le respetamos, y tiene un efecto positivo en la mejora de nuestras relaciones interpersonales. Practiquemos la gratitud.

Tabla 12. Ejercicios sugeridos en PF para el desarrollo de la gratitud

— Dar las gracias cuando somos ayudados.
— Registrar diariamente eventos susceptibles de dar gracias por ellos a los demás, a la naturaleza, a la vida o a Dios.
— Admiración, aprecio y gratitud: expresar a diario y verbalmente estos sentimientos a las personas con las que compartes tu vida.

Perdón: supremo acto de amor

Los pensamientos negativos intensos y frecuentes sobre el pasado (rencores) son la materia prima que bloquea las emociones de felicidad y satisfacción, además de impedir la serenidad y la paz. Desde este punto de vista, parece lógico pensar que una actitud de perdón, que nos libere de esas ataduras con el pasado, nos puede resultar extraordinariamente beneficiosa y necesaria para lograr una vida de calidad. Así pues, perdonando podemos reescribir en clave de paz nuestro pasado.

Pero perdonar no acaba resultando fácil. Debemos superar la gran paradoja que suscita el perdón: cuando el perdón es merecido, entonces no hay perdón, sino justicia; y si no es merecido, entramos en el terreno de la injusticia. Sin embargo, al margen de la discusión y solución de esta paradoja, existe un hecho evidente e insoslayable que nos debe hacer pensar: es muy frecuente cómo muchas personas, en trance de morir, buscan la paz interior, y, para ello, tratan de eliminar sus rencores perdonando. Esto del perdón no será tan injusto o absurdo cuando al final de nuestros días lo buscamos. Además, el perdón es algo práctico y rentable: no perdonando no haces daño al culpable y perdonando me hago bien a mí mismo porque me libero de una atadura.

El perdón es una justicia que mira hacia delante, que, aunque no olvida la debilidad de las personas, contempla la parte buena de ellas, porque no olvidemos que el perdón se aplica a las personas, no a sus conductas. Sería como la justicia llevada al límite. Y en la medida que supone un cambio de sentimientos en el que perdona (eliminación del odio y del rencor), también se puede interpretar como supremo acto de amor, como el amor llevado al límite.

Por eso, como nos sugiere el filósofo Javier Sádaba, el perdón tiene una función creativa, terapéutica y transformadora. De ahí que debería haber una pedagogía del perdón. Aprender a perdonar implica aprender a saber tolerar, a saber ceder, a saber comprender e, incluso, a saber perder. El perdón, por consiguiente, ayuda al crecimiento personal. Una vida sin rencores es una vida de auténtica calidad. El perdón, así considerado, deviene una necesidad para la salud y la paz del espíritu. No puedo evitar recordar aquello que el poeta León Felipe escribió pocos días antes de morir:

... Las palabras se me van
como palomas de un palomar desahuciado y viejo
y sólo quiero que la última paloma,
la última palabra, pegadiza y terca
que recuerde al morir sea ésta: **perdón.**

No es fácil encontrar técnicas específicas para trabajar el perdón. En la tabla 13 proponemos una.

Tabla 13. Ejercicio sugerido en el PF para el desarrollo del perdón

— Nos parece sensato recomendar la técnica REACE (Recuerdo objetivado, Empatía, Altruismo, Compromiso de perdonar públicamente y Enganche al perdón), que, en la línea de la terapia cognitivo-conductual, propugna Seligman como técnica de perdón (*La auténtica felicidad* de M. Seligman).

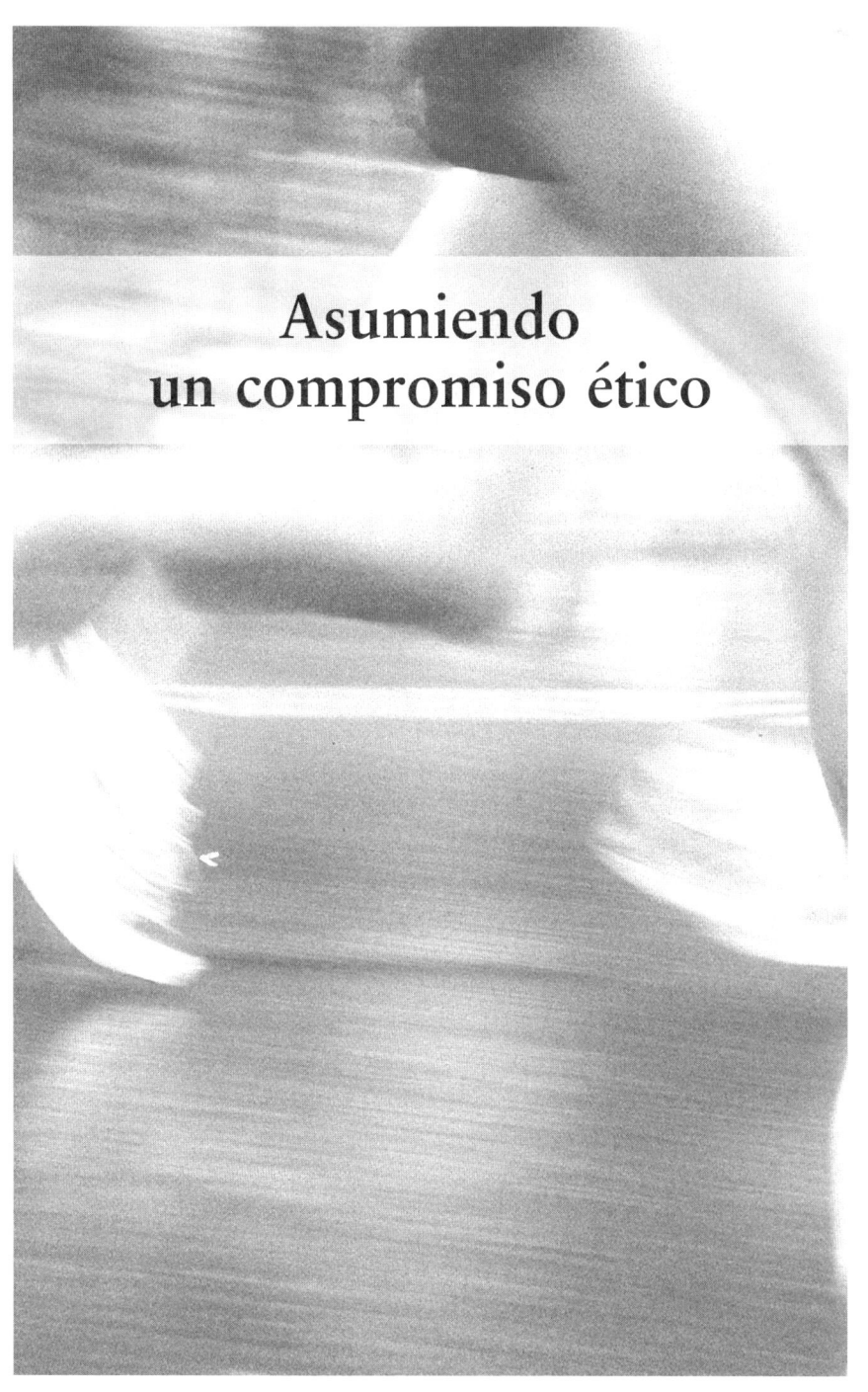

Asumiendo un compromiso ético

Me gusta alejarme,
ser prófugo de mi propio silencio
unido a cualquier caminar:
riendo con cualquier risa,
llorando con cualquier lamento.

En principio, entendemos este compromiso como concreción conductual de lo que hemos planteado hasta ahora: una nueva conciencia y un «nuevo» corazón que sugieren nuevas conductas. De la actitud a la acción. Se trataría, por tanto, de la actualización práctica de la asunción de los planteamientos de mejora y optimización, tanto cognitivos como emocionales, que hemos repasado en los dos capítulos anteriores. Así pues, menos teorías maravillosas y más conductas reales; menos disquisiciones mentales y más acción.

Pero ese compromiso de acción debe diseñarse desde la perspectiva de la ética. Para Javier Sádaba son cuatro los pilares que sustentan la ética: la felicidad, el carácter, la responsabilidad y la universalidad. Asumirlos nos va a suponer cuatro compromisos concretos que van a sustentar a su vez una serie de fortalezas personales que nos van a posibilitar esa plenitud buscada.

De ahí que, para nosotros, ésta es nuestra hipótesis: seremos más plenos y felices en la medida que actuemos éticamente y, más concretamente, en la medida que asumamos los cuatro compromisos asociados a cada uno de los cuatro fundamentos anteriormente citados.

Cuatro compromisos éticos

La felicidad como deber

Según Javier Sádaba, todo el edificio de la ética se sostiene en la idea de felicidad o bienestar, porque es éste el objetivo de la ética. De ahí que, tanto como evitar hacer el mal, propone buscar y conseguir los bienes que están a nuestro alcance. Así pues, la ética no sólo habla de deberes, sino de bienes, por lo que la consecución del bienestar, de una vida de calidad representa un objetivo primario. Vida de calidad, vida buena. Vida Buena, por cierto, es el nombre que dieron los primeros filósofos, en Grecia, a la ética o moral. En este sentido, la vida buena es la vida realizada según el proyecto que uno ha hecho de sí mismo. Todo lo cual supone armonía con uno mismo y armonía con los demás. Vida «virtuosa»: armonía en nuestra conciencia, armonía en nuestro corazón y armonía en nuestra voluntad, tal como venimos contemplándolo en nuestro programa.

Por otro lado, el mandato supremo de la ética se resume, como dejó escrito el clásico, en estas dos palabras: «sé feliz», o, traducido a términos menos ampulosos: **«busca la calidad de vida que esté a tu alcance»**.

Se ha repetido hasta la saciedad que aquello que no podríamos perdonarnos nunca es no habernos esforzado por vivir lo mejor posible. Todo ello nos lleva a considerar la primera condición para ser feliz: **comprometernos** con esa meta, porque ser más felices, verdaderamente, nos importa más que otra cosa, más que tener renombre, dinero o poder. A este respecto, el Dalai Lama nos recuerda: «Creo que el propósito fundamental de esta vida es buscar la felicidad». Se trata, por tanto, de intentar vivir la mejor de las vidas que tenemos a nuestro alcance, o, dicho de otra manera, convertirnos en lo que podemos y queremos, esto es, crecer personalmente para sentirnos lo más plenos posible. Se trata, por consiguiene, de desarrollar nuestra personalidad, nuestro carácter, tema que vamos a tratar a continuación.

Autoconstrucción del carácter: el crecimiento personal

El compromiso personal de la búsqueda de felicidad como primer compromiso ético nos lleva necesariamente al segundo: el compromiso de autoconstruirnos el carácter, el compromiso de crecimiento personal, el compromiso de autodesarrollo de la personalidad, o, para decirlo en términos maslowianos, el compromiso de autorrealización. Planteamiento básico en la psicología humanista, ya claramente propuesto por la filosofía griega: el camino para lograr la vida buena, la eudaimonía, es el desarrollo personal y la optimización de nuestra propia humanidad. En resumen, si queremos ser felices, seamos virtuosos. En este sentido, felicidad es sinónimo de virtud. Y a la virtud se llega por el camino de la optimización del carácter que desarrolla fortalezas y repertorios positivos de la personalidad. Felicidad es, en última instancia, autorrealización. De ahí que, si queremos ser felices, uno de los caminos para conseguirlo tiene que ver con ese compromiso de crecer personalmente, de intentar ser humanos en plenitud; ese compromiso de autodesarrollarnos, esto es, de **autoconstruirnos el carácter**. Pero, ¿en qué consiste, cómo podemos lograr este desarrollo?

De entrada nos parece interesante señalar que el ámbito de esta autoconstrucción del carácter es el ámbito de la voluntad. Hemos visto que la felicidad, la mejor vida posible, tiene que ver con el desarrollo de la virtud, y ésta no es otra cosa que un buen hábito forjado por el esfuerzo personal. **Estamos en el ámbito de la voluntad.** Porque, a pesar de que tenemos el impulso natural, la motivación (más o menos primaria según los autores) de superación y perfeccionamiento, también tenemos una tendencia natural hedonista de buscar el placer sin esfuerzo, de no sufrir por el esfuerzo.

Este moldeamiento del carácter implica una incuestionable violencia personal en el intento de controlar toda la excesiva demanda hedonista que sustenta nuestra sociedad y no dejarnos abotargar por la comodidad. Toda ética se fundamenta en un «yo quiero». Los sabios griegos lo tenían muy claro, y por ello daban la máxima relevancia al trabajo personal, al esfuerzo. Éste es el **ámbito de la autoconstrucción positiva**. Es el campo de la libertad, de la voluntad, del «yo quiero». De esta manera, la felicidad no dependería sólo tanto de factores externos como también de factores internos, personales, en definitiva, de nosotros mismos. La felicidad, frente a determinismos biologicistas, está o, como mínimo, puede estar en nuestras manos. Asumamos este compromiso.

Se trataría, por tanto, de desarrollar repertorios de mejora, repertorios positivos de la personalidad, repertorios representativos de una humanidad virtuosa, de una humanidad plena, un **compromiso de mejora personal,** un reto de autorrealización que nos va a suponer mucho trabajo personal y mucho esfuerzo. Así pues, la autoconstrucción del carácter y de la personalidad, nuestro crecimiento personal y, en última instancia, nuestro bienestar existencial dependen básicamente de nuestra voluntad.

Sin embargo, no podemos obviar los condicionamientos biológicos y de la historia personal a la hora de explicar la capacidad de construcción de nuestra personalidad, y, en consecuencia, a la hora de fundamentar nuestra capacidad de ser felices. Así lo refrenda la comunidad científica. La misma que, no obstante, nos habla de que alrededor de una tercera parte de nuestros repertorios de personalidad es susceptible de ser desarrollada con nuestra intervención, con nuestro trabajo personal.

Asumiendo la responsabilidad de nuestras conductas

Ser responsable es el abecé de la ética, es dar cuenta de lo que uno hace. Ser responsable es responder a las instancias o preguntas que se nos pueden plantear. Cuando somos responsables se nos puede imputar las acciones que realicemos. Ser responsable, si se acepta uno a sí mismo como ser libre, es ser valientemente moral. El ser humano ético responde de sus conductas. Éste es el carácter primitivo de responsabilidad. El ser humano debe dar respuestas y justificar sus conductas porque es responsable de sus acciones.

Somos o debemos ser, pues, responsables de nuestras conductas y sus consecuencias. «Somos hijos de nuestras obras», decíale Don Quijote a Sancho. Si no somos capaces de responder de nuestras conductas, somos unos amorales, impostores y falsos. ¡Qué fácil es ver la culpabilidad de cualquier disfunción personal en el prójimo, de tirar los balones fuera! ¡Qué difícil es a veces reconocer la responsabilidad de nuestros errores y fracasos!

A nivel más concreto, ser responsable implica además dos aspectos esenciales de nuestro modo de «ser en el mundo» que nos pueden posibilitar una vida de calidad: la coherencia y la veracidad.

José Luis Sampedro nos dice que ser ético es ser fiel a sí mismo y esto nos posibilita bienestar, ya que, en la medida que me llevo bien conmigo mismo, puedo ser feliz. Efectivamente, la responsabilidad tiene que ver mucho con la **coherencia personal,** ésa que nos lleva a ajustar nuestras conductas a nuestras ideas y convicciones. Ser coherente implica ser valientemente moral, tanto para dar la cara y responder de nuestros actos como para ser críticos y resistir a la mentira que nos rodea. Sin embargo, esto de ser coherente e íntegro no debe de ser tan fácil ¡Cuántas veces pensamos «a» y hacemos «b»! ¡Cuántas veces nuestro comportamiento no tiene nada que ver con lo que predicamos! ¡Cuántas veces giramos la mirada hacia otro lado, hacemos como que no vemos y hacemos oídos sordos ante situaciones que consideramos injustas y denunciables, por pura comodidad o por simple cobardía moral!

La **veracidad** es otra vertiente importante de la responsabilidad. De esta manera, tenemos la responsabilidad individual de decir la verdad en la medida de lo posible (el límite estará en que la verdad haga daño o que la mentira lo evite o no aumente el sufrimiento estéril de nadie), y de resistir a la mentira pública que nos rodea. La responsabilidad individual nos lleva a no sucumbir a la seducción de la mentira. Una persona responsable tomará como principio o guía de acción ser veraz. Siendo veraz se reconoce a los demás como sujetos de derechos. Se respeta a los demás intentando ser sincero.

De esta manera, ser responsable implica, como mínimo, asumir la autoría y las consecuencias de nuestros actos, ser coherentes con nuestros pensamientos y emociones y ser veraces. En líneas generales, podríamos decir que solemos tener importantes dificultades y resistencias a asumir un compromiso de responsabilidad. Efectivamente, muchas veces no somos responsables, y esa irresponsabilidad (en las tres vertientes descritas) nos lleva a un autoengaño que nos enajena o a un inevitable malestar interior al hacernos conscientes de no actuar conforme nos sugieren nuestros principios.

Planteado en positivo, podríamos decir que asumir este compromiso de generalizar la práctica de nuestro ser responsable nos aportará mayor felicidad, derivada de la conciencia de nuestra integridad y la vivencia de nuestra armonía interna. Y lo más interesante, como siempre, que lo podemos educar y trabajar.

Conviviendo desde la universalidad

De entrada, ser universales es ser uno entre los demás. Ser universales es reconocer que no somos nadie sin los demás, que nuestra individualidad no tiene sentido ni posibilidad sin los demás. En definitiva, que nuestra naturaleza universal es una naturaleza social. Somos fundamentalmente seres sociales y, como hemos visto en capítulos anteriores, somos un uno individual y singular, pero esencialmente igual a los demás: con la misma naturaleza, con los mismos derechos y con los mismos deberes. Sin embargo, esta teórica igualdad entre todos, esta expresión de la universalidad, la olvidamos fácilmente: organizamos nuestro proyecto existencial, totalmente desnaturalizado, alrededor de un culto exagerado a una individualidad defensiva, egocéntrica y poco comprometida. ¿Dónde queda esa **individualidad compartida** que puede fundamentar un proyecto de vida coherente con nuestra propia esencia? Una individualidad compartida que representa el modo de ser concreto de ese carácter de universalidad inherente a nuestra naturaleza social. Una universalidad que, a su vez, nos sugiere dos implicaciones, dos compromisos específicos.

La primera implicación es ser solidario. **Ser solidario** supone, en principio, sentirnos a la altura de los demás: ni más altos ni más bajos, o, como decía Shakespeare, «a la altura del corazón de los demás». A partir de ahí, ser solidario supone una actitud de vivir al servicio de los demás, una actitud de sentirnos unidos a los demás, que son quienes, en última instancia, nos dan sentido.

La segunda implicación de la asunción de la universalidad coherente enlaza con el establecimiento de unas relaciones personales basadas en la **justicia social,** como fundamento de nuestras conductas y como comprometida y valiente actitud crítica frente a los infinitos atropellos y arbitrariedades que la vida nos depara. Tema que también olvidamos con excesiva frecuencia y que tantas veces nos lleva a quedarnos pasivos sin intervenir en situaciones injustas porque «se trata de un asunto que no me afecta personalmente y además me resulta tan violento y tan incómodo...»

Sin embargo, la convivencia desde esta universalidad así entendida, desde esta individualidad compartida, es el modo de coexistir que más opciones de felicidad nos puede proporcionar. Es casi imposible ser personas plenas desde ese individualismo egocéntrico. Es casi imposible ser feliz desde el «autismo existencial». Y es que nuestro crecimiento y nuestra plenitud nos la aporta, en última instancia, nuestra óptima relación con los demás. De ahí que, en la medida que desarrollemos y mejoremos este compromiso de universalidad, mayores van a ser nuestras opciones de felicidad.

Repertorios y estrategias de mejora

El ámbito de la voluntad: disciplina y esfuerzo personal

Comentábamos en párrafos anteriores cómo el crecimiento personal, la pretendida autorrealización, dependía radicalmente de un «yo quiero ser mejor persona». Es el ámbito de la voluntad, de nuestra voluntad, tan frecuentemente anulada por la comodidad y el vértigo a la violencia personal y a complicarnos la vida. Si esto es predicable para cualquier persona, lo es más, en algún aspecto, para los que estamos afectados de EM, más específicamente expuestos a los riesgos de la indefensión y a su consiguiente darnos por vencidos.

Para entenderlo mejor, sólo nos bastaría pensar en la cantidad de cosas positivas que dejamos de hacer porque nos exigen la violencia, por ejemplo, de un esfuerzo físico. Tenemos clara tendencia a las conductas evitativas, a esconder la cabeza bajo el ala y a no enfrentarnos a determinadas situaciones (cualquier excusa nos vale para justificar y racionalizar nuestra blandura) por pura comodidad, que, en definitiva, es miedo a no complicarnos la vida. Yo me imagino que podemos ser entusiastas, de fácil motivación e incluso valientes, o al menos no excesivamente cobardes (podría ser mi caso) y, sin embargo, no llegar a disfrutar de la vida (también es mi caso) por falta de voluntad, esa incapacidad para perseverar, esa no tolerancia al esfuerzo. ¡Ojo, pues, con nuestra indolencia!

La voluntad como herramienta es el ámbito de la autorrealización porque es la herramienta general y básica para la creación de hábitos virtuosos. La autoconstrucción de nuestro carácter, la modulación positiva de nuestra personalidad, depende de la incorporación, en nuestros repertorios de conducta, de hábitos virtuosos, de fortalezas que, en gran medida, las podemos crear. La virtud se consigue a base de repetir conductas morales que al principio son artificiales y forzadas (esforzadas) y que, al cabo del tiempo, incorporadas a nuestro modo de actuar, surgen naturales y espontáneas. Y ello, aunque trabajoso y violento, no es imposible: cualquier persona normal puede desarrollar cualquier rasgo moral o alcanzar cualquier meta con disciplina, esfuerzo y determinación suficientes, es decir, con el trabajo de la voluntad.

Los efectos positivos de la voluntad expresada en la disciplina y el esfuerzo personales son obvios. Veamos qué sucede con las conductas evitativas (por ejemplo, «no coger el toro por los cuernos») ante cualquier situación que nos supone esfuerzo personal. En mi caso, podría ser realizar las insufribles (pero necesarias) tablas gimnásticas. De momento, cualquier excusa (siempre surgen un buen número de ellas) nos justifica la evitación. Pero lo que en el primer momento nos relaja, acaba, en segunda instancia, creándonos mala conciencia, frustración y baja autoestima. Por el contrario, el ejercicio de la voluntad implica la recompensa del esfuerzo, del deber cumplido, del control (uno se siente feliz después del insufrible ejercicio gimnástico: he cumplido con mi deber y, fundamentalmente, me he superado a mí mismo. Estamos, lo veremos en el capítulo siguiente, en el ámbito de la vida creativa). El tema de la voluntad es clave para nuestra felicidad y la debemos trabajar y desarrollar con actividades como las propuestas en la tabla 14.

Tabla 14. Ejercicios sugeridos en PF para el desarrollo de la voluntad

---
— Asumir los compromisos y suprimir conductas de evitación.
— Demorar la recompensa: retrasar cualquier pequeño placer a lo largo del día.
— No posponer, por comodidad, nada que lo podamos realizar en el día: «No dejes para mañana lo que puedas hacer hoy».
— Realizar diariamente una actividad que sabemos que nos cuesta un esfuerzo considerable.

Coherencia y veracidad: ser fiel a uno mismo

Los antiguos valoraban la fidelidad a uno mismo como una de las fortalezas más importantes para conseguir una vida buena. En esta línea, es famoso el aforismo que Séneca nos ha legado: «Di lo que sientes y siente lo que dices», veracidad y coherencia como herramientas magníficas para la consecución del bienestar interior.

Ciertamente, todos hemos experimentado cómo, cuando somos fieles a nosotros mismos (decimos la verdad o somos coherentes), en situaciones comprometidas, hemos sentido una paz y una fuerza interior a pesar de que esa fidelidad nos haya acarreado en un primer momento algún tipo de problemas. Y es que la **armonía proporciona bienestar.** Por el contrario, también hemos vivido la experiencia opuesta: sentimientos de malestar después de, a pesar de haber evitado el conflicto en una primera instancia, no haber sido fieles a nosotros mismos (incoherentes o mentirosos).

De ahí que nos parezca de obligado cumplimiento, por el bien de nuestra salud mental, el ajuste de nuestro proyecto de vida en términos de una responsabilidad tantas veces olvidada. Nuestras conductas diarias, nuestro modo de vivir, en muchas ocasiones, poco o nada tienen que ver con nuestra declaración de principios, con el programa teórico de nuestro proyecto existencial. La **incoherencia continuada provoca desajustes personales,** sordos, inconscientes, tácitos, quizá latentes, pero nos impiden una vida de calidad, una buena salud mental y, en última instancia, un poco más de felicidad. Dicho de otra manera: si no somos más felices es porque nuestra vida práctica no se corresponde con la filosofía que sustenta nuestro proyecto teórico de cómo queremos vivir. De ahí que tratemos de ser más responsables y más fieles a nosotros mismos, como planteamos en la tabla 15.

Tabla 15. Ejercicios sugeridos en PF para el desarrollo de la coherencia personal

- Registrar periódicamente nuestras irresponsabilidades: las ocasiones en que echamos los balones fuera o culpabilizamos al otro de nuestras disfunciones relacionales.
- Lograr estar un período determinado de tiempo sin decir una mentira, siendo veraz.
- Registrar periódicamente una incoherencia en nuestra vida y no repetirla en la siguiente ocasión.
- Comprometernos periódicamente, aunque nos resulte incómodo y violento, a realizar una autocrítica o crítica social ante situaciones que consideramos injustas.

Actitud universal: una convivencia solidaria y comprensiva

Asumir el principio de universalidad en nuestras vidas implica el compromiso de asumir una convivencia solidaria, congruente con esa individualidad compartida que hemos comentado. Vivir solidariamente implica vivir pensando en los demás, valorando las repercusiones de nuestros actos en los demás. Considerar, tener presente y valorar al otro. Implica, a su vez, tener una **actitud permanente de ayuda**: estar dispuesto a la ayuda y, si estamos en condiciones de hacerlo, ayudar pragmáticamente al prójimo (sin necesidad de que éste se entere), una ayuda que no se da de arriba a abajo, sino de tú a tú, de corazón a corazón, una ayuda que no es generosidad, mucho menos caridad, sino, sencillamente solidaridad y justicia, ya que se trataría de devolver a la sociedad lo que la naturaleza o las circunstancias me han privilegiado gratuitamente, compartiendo mis potencialidades con los menos afortunados, y recordando que casi todo lo que tengo me lo han regalado.

Vivir solidariamente implica también una **convivencia comprensiva**. Esto significa que respetamos al otro, que lo tratamos de igual a igual, que no es una convivencia competitiva ni comparativa, que nos aleja de una convivencia criticona, quejosa y chismosa (en este sentido, el emergente programa *A complaint free world*, «Un mundo libre de quejas», del norteamericano Will Bowen, actualmente tan de moda y que incorporamos en nuestros ejercicios de mejora, enlaza precisamente con esta idea).

Podríamos preguntarnos si nuestra convivencia, nuestro ser con los demás, se ajusta a estas premisas o, por el contrario, adolece de individualismo y competitividad. Si somos honestos, no nos costará el menor esfuerzo reconocer que no nos caracterizamos precisamente por nuestra tolerancia y nuestra solidaridad.

Con este modelo de convivencia, nos lo recordaba anteriormente J. A. Marina, difícilmente se puede ser feliz. Nosotros también así lo pensamos y, por el contrario, estamos totalmente convencidos de que una convivencia respetuosa, comprensiva, tolerante y solidaria puede resultar una extraordinaria fuente de salud mental, de calidad de vida y de felicidad, una convivencia solidaria que, obviamente, podemos desarrollar. Lo vemos en la tabla 16.

Tabla 16. *Ejercicios sugeridos en PF para el desarrollo de una convivencia solidaria*

— Actividades periódicas de ayuda: pensar cómo puedo ayudar a las personas próximas en nuestra relación cotidiana.
— El ACFW (*A complaint free world,* «Un mundo libre de quejas»). Lograr un determinado período de tiempo sin quejarse, sin criticar a terceras personas y sin cotillear sobre terceras personas.
— Actuar pensando en la repercusión en terceras personas.
— Desarrollar la tolerancia: comprender las situaciones y conductas de los colectivos específicos que más nos irritan.

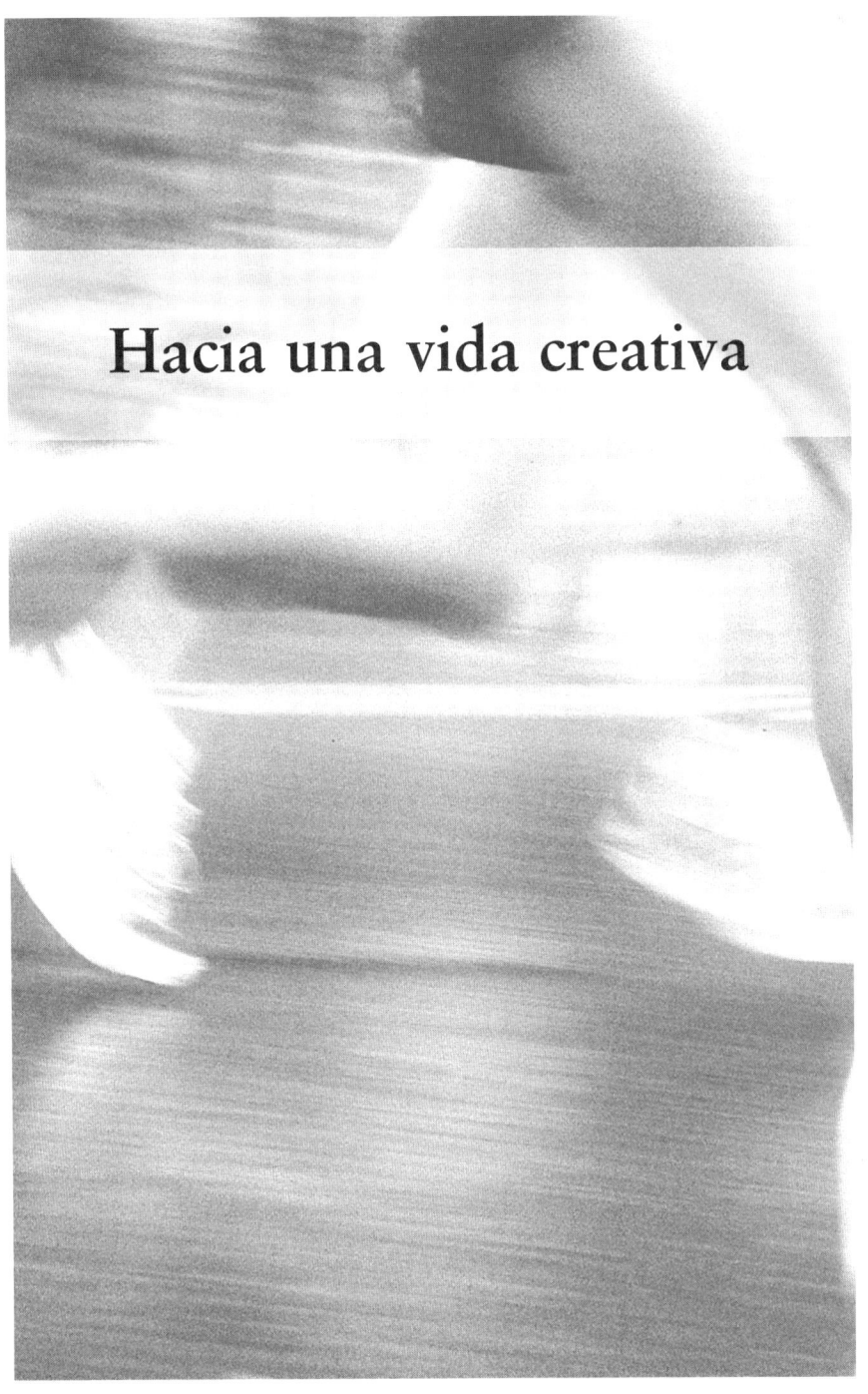

Hacia una vida creativa

> *No me cuentes el ayer*
> *ni me hables de mañana.*
> *Aquí y ahora tu piel en mi piel*
> *viviéndonos eternos.*
> *Calla, corazón, calla.*

En esta segunda parte hemos intentado fundamentar las bases para una vida de calidad desde la perspectiva de la psicología positiva. No es ninguna fantasía soñar con una vida saludable, de calidad y feliz para el ser humano. La felicidad es posible y, de alguna manera, susceptible de aprendizaje. Ésta ha sido nuestra hipótesis general: se puede aprender a ser feliz y a tener una vida de calidad.

También hemos propuesto nuestro programa «Fierabrás» para la mejora de nuestra calidad de vida y de nuestra salud mental sobre la base de nuestra específica y quijotesca hipótesis de trabajo: esa vida de calidad se consigue mejorando la conciencia, optimizando la emoción y asumiendo un compromiso ético. Y, para lograrlo, hemos sugerido, consecuentemente, una serie de actividades y de ejercicios concretos.

En definitiva, podemos ser más felices en la medida que consigamos una mejora personal, que no es otra cosa que lograr una **vida creativa**. La vida creativa, finalmente, da sentido a nuestra vida, le confiere la máxima calidad y es la auténtica fuente de la felicidad.

Pero, ¿qué entendemos por creatividad? La respuesta no es fácil. La explicación y comprensión de lo que representa el ser creativo se puede enfocar desde un sinfín de perspectivas, que corresponden a las distintas teorías que sobre este concepto aparecen en la amplia literatura científica. Nuestro planteamiento no pretende hacer ciencia, sino simplemente contemplar el hecho creativo desde una perspectiva vivencial, sencilla, humanista y generalizable al mayor número de personas posible, una perspectiva que se corresponde con una de las múltiples manifestaciones de la creatividad.

Lo que nosotros entendemos por creatividad apenas se corresponde con los clásicos planteamientos de excelencias artísticas, científicas o filosóficas. Nosotros no vamos a considerar el hecho creativo como la creación de obras geniales, excelentes y fuera de lo normal, generalmente sólo al alcance de personas superdotadas.

Cuando nosotros hablamos de creatividad nos estamos refiriendo a maravillosas y asequibles actividades de personas sencillas y normales. La creatividad a la que nos referimos está al alcance de todas las personas (no olvidemos ese gramo de divinidad que todos llevamos dentro). Se trata del enfoque que contempla la psicología humanista. Se trata de la noción de creatividad como **superación personal.**

Tanto para la filosofía que sustenta el Programa «Fierabrás» como para muchos autores, la creatividad se entiende como desarrollo personal. Concretamente, A. Maslow nos habla de ella como un proceso de autorrealización, como crecimiento personal, como proceso de superación personal. Como actitud, en cierta manera rebelde, siempre original, de lucha y de superación. J. A. Marina, en este sentido, nos recuerda: «La creatividad es burlarse del destino, del determinismo, de la rutina». De esta manera, reforzamos el planteamiento general del libro: la creatividad que posibilita la felicidad depende de nosotros, está en nuestras manos. En nuestras manos está luchar contra el destino y enriquecer la rutina.

Por otra parte, y en el mismo marco de la psicología humanista, se puede entender la creatividad como vivir intensa y plenamente la vida. **Entregarse a la vida en el «aquí y en el ahora»,** vivir pasionalmente el presente. Actualmente los psicólogos positivos han retomado el tema. M. Csikzentmihalyi ha puesto de moda el concepto de *flow* (fluir) como estado facilitador de felicidad. En **estado de fluidez,** la persona está absolutamente absorta en sus tareas para su propio placer sin conciencia del tiempo, disfrutando del presente, identificándose con la propia actividad en una disolución casi «mística» del yo. Es evidente que este estado de fluidez mejora la calidad de vida y proporciona felicidad.

Cuando fluimos, en ese preciso momento, no somos felices, ya que para experimentar la felicidad hay que orientar la conciencia hacia nuestros estados internos, y nosotros, en estado de fluidez, estamos totalmente concentrados y abstraídos en nuestra actividad. Sin embargo, después de acabarla, miramos hacia atrás, y es entonces cuando nos sentimos inundados de satisfacción por la plenitud de la experiencia. Se va a tratar, por consiguiente, de que nos centremos y nos entreguemos a las tareas, tomándonos éstas, no como medios, sino como fines en sí mismas. Por eso la importancia del proceso por encima del resultado es fundamental en esta concepción de la creatividad. No importa adónde lleguemos, lo importante es que seamos felices caminando. También este modo de vida creativa está a nuestro alcance. Prácticamente cualquier actividad de nuestra vida puede producir un estado de fluidez con tal de que se den los elementos pertinentes, tales como interés por la tarea, objetivos claros y retroalimentación (en términos de satisfacción) inmediata. De ahí que uno puede fluir escribiendo un libro, oyendo música, preparando una comida, contemplando un paisaje o colgando un cuadro.

Ahora bien, estos procesos creativos de crecimiento personal e inmersión en el fluir de la vida no surgen de la nada. Para disfrutarlos es preciso un trabajo personal, cuyo proceso nunca resulta fácil ni rutinario. A estos procesos creativos no se llega sin esfuerzo, sin tensión ni sin trabajo de la voluntad. Como dice J. A, Marina «crear es sacudir la inercia, mantener a pulso la libertad, nadar contracorriente, decir una palabra amable, defender un derecho, reírse de uno mismo, tomarse en serio las cosas serias», conductas ligadas a un afanoso y esforzado compromiso personal, actitudes y conductas que, eso sí, contempladas y asumidas, nos van a facilitar una vida creativa y de máxima calidad.

Una última reflexión. Todo lo dicho hasta ahora cobra una especial relevancia en el mundo de las personas afectadas por una enfermedad degenerativa, como es el caso de la esclerosis múltiple. De entrada, tenemos que decir que la vida creativa no depende en absoluto de la normalidad física. Lo hemos comentado en múltiples ocasiones a lo largo del libro: el proceso de crecimiento personal depende de nuestra riqueza psicológica y espiritual, y ésta, en nuestro caso, continúa intacta. El proceso de mejora está en nuestras manos.

Por otro lado, la vida creativa, como inmersión en el presente, se nos antoja especialmente dificultada para las personas afectadas de cualquier enfermedad progresiva. En aquéllas, ciertamente, cualquier tiempo pasado (en lo que a la motricidad y la funcionalidad se refiere) fue mejor, por lo que es objetivo el riesgo de regresión o de fijación en el pasado, y, por tanto, el riesgo de una resistencia mayor para vivir el aquí y el ahora.

En los mismos términos podríamos hablar al referirnos al futuro, a nuestro futuro, que inexorablemente va a ser peor cada día, un futuro que, de algún modo, lo tenemos que obviar y no obsesionarnos con él. Vivámonos eternos, como dice el poema introductorio, disfrutando del presente conscientemente (como lo hemos planteado en el Programa «Fierabrás») o inconscientemente (como lo acabamos de ver en el proceso creativo de fluidez). Solamente así, el futuro no nos arrebatará la alegría.

Así pues, no hace falta ser un superdotado ni un atleta para ser creativo, ni para ser feliz. La creatividad como proceso de mejora y como inmersión en el presente está a nuestro alcance. En nuestras manos está ser creativos, tener una vida de calidad y, en consecuencia, ser felices. Y para ello contamos con una extraordinaria herramienta que nos puede ayudar: el Programa «Fierabrás». Pero, realmente, ¿este programa es eficaz?

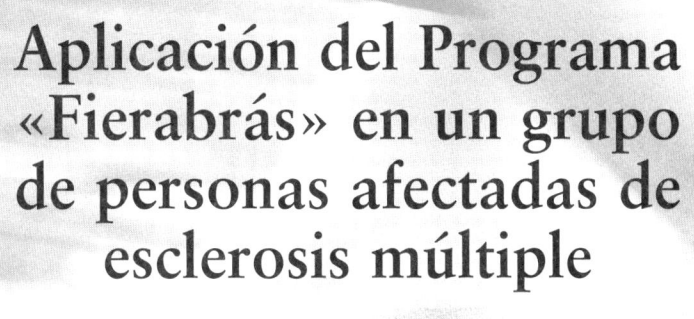

Aplicación del Programa «Fierabrás» en un grupo de personas afectadas de esclerosis múltiple

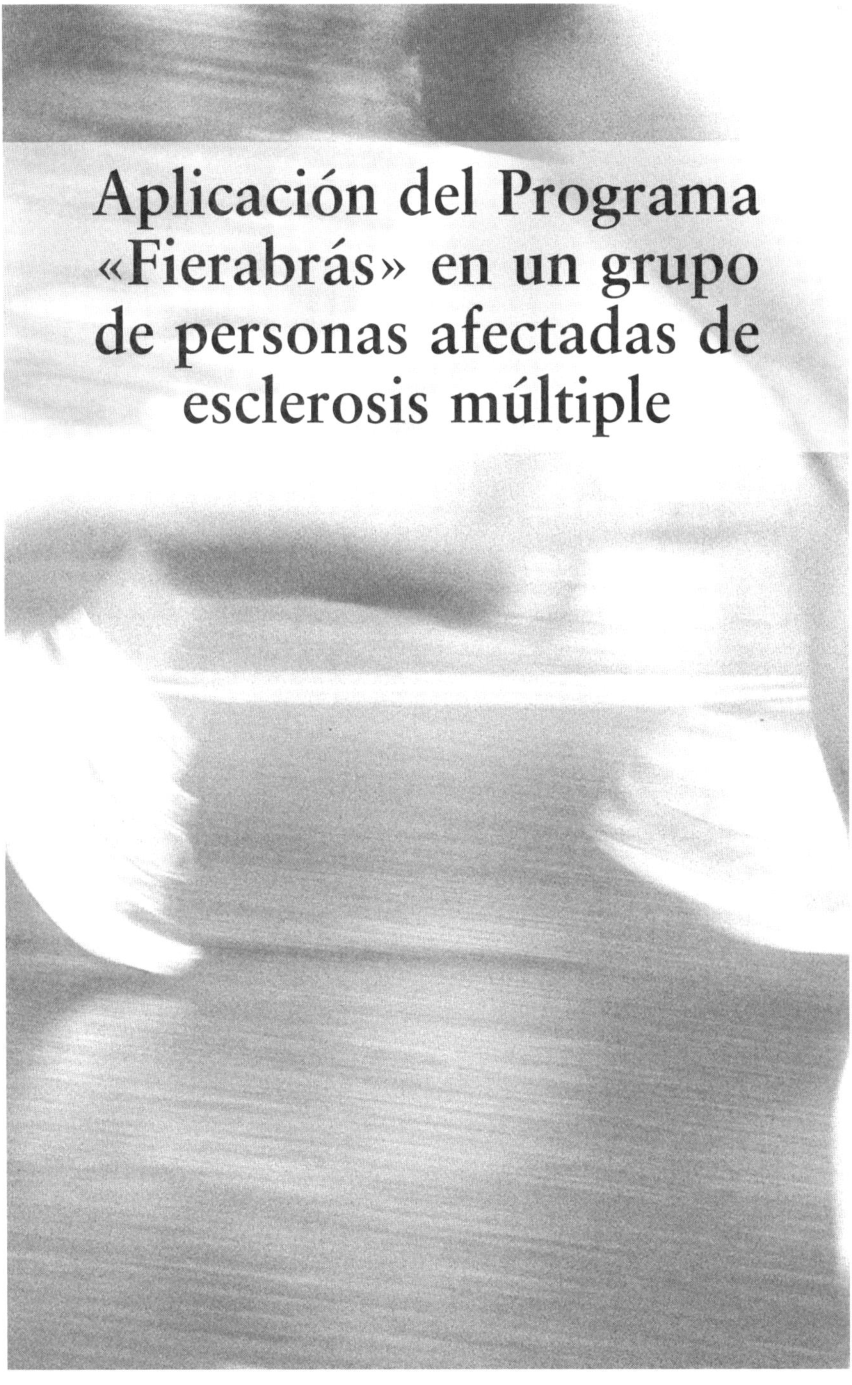

*Por un momento
cedieron las cadenas
y me sentí el más feliz de la tierra.
Luego, una vez más, me hice rutina
de ruidos y tinieblas.
¡Eso sí! Con la sensación de poder ser eterno.*

INTRODUCCIÓN

Todo lo que hasta ahora hemos expuesto en esta segunda parte puede resultar muy interesante y válido desde un punto de vista teórico. El problema que se nos plantea ahora es si este planteamiento, tan aparentemente sensato, puede llevarse a la práctica y conseguir resultados positivos en el camino de una vida de calidad y con mayor sensación de bienestar. Ésta es la gran cuestión, posiblemente la auténtica: este programa, ¿es útil, sirve para algo a nivel práctico, es algo más que una atractiva disquisición teórica?

Por otra parte, el Programa «Fierabrás» está racionalmente argumentado y lógicamente organizado y construido, de manera que debería proporcionar en su aplicación resultados beneficiosos para nuestra salud mental y nuestro bienestar personal. Es por ello que, en su momento, nos propusiéramos ponerlo en práctica, probarlo y comprobar si, como es nuestra hipótesis y nuestro deseo, ayuda en la mejora y en el crecimiento personal a las personas que lo ejercitan. Y qué mejor que empezar a experimentarlo en un grupo de personas con esclerosis múltiple, a las que la enfermedad nos ha robado, en principio, un poco de felicidad. Se tratará, por tanto, de trabajar sistemáticamente el PF y ver si, con ello, mejora nuestro ánimo y la sensación de bienestar.

Descripción de la práctica: sujetos, grupos y metodología

Así pues, con estos objetivos comenzamos nuestra andadura experimental. El primer paso consistió en concretar el grupo de trabajo, un grupo que, de entrada, tuviera fe en el programa y, en consecuencia, estuviera dispuesto a probar nuestra «medicina», un grupo que, como es de suponer, se constituyó desde ADEMNA (Asociación de Esclerosis Múltiple de Navarra).

De entrada, junto con la profesora Amaia Beloqui, psicóloga de la asociación, y corresponsable de la investigación, organizamos una conferencia informativa en la que tratamos de vender las excelencias de nuestro programa. Se apuntaron 10 voluntarios, (obviamente, personas afectadas de EM), dispuestos a probar semejante bálsamo milagroso. Resultó un grupo heterogéneo. Las edades oscilaban entre 30 y 55 años, es decir, una media de 47,5 años; también resultaron muy diversos los niveles de disfunción física: cuatro personas estaban en fase de silla de ruedas, tres presentaban graves limitaciones y las tres restantes, sin embargo, una buena funcionalidad motriz. En cinco de ellos (uno de los cuales abandonó muy pronto el programa) se había observado evidente sintomatología depresiva, por lo que recibían ayuda medicamentosa y psicológica.

En una primera reunión explicamos los objetivos y la metodología de nuestro proyecto. El objetivo teórico, que representa la hipótesis general del PF, consistía en obtener una mejora personal y, en consecuencia, una mejora clínica, de nuestro estado de ánimo, optimizando nuestra conciencia, positivizando nuestras emociones y asumiendo un compromiso ético. Evidentemente, este planteamiento tan genérico lo teníamos que concretar para hacerlo operativo. Para ello debíamos seleccionar y precisar los ejercicios que ejercitarían los repertorios positivos elegidos.

Así, decidimos trabajar la conciencia mediante el **«disfrute del presente»**. Se trataba, entre tres y cinco veces al día, de ser conscientes de una vivencia placentera del momento. Esto, que parece muy complicado y «místico», no es otra cosa que tomar conciencia de una rutina agradable, paralizarla, congelarla y por un momento contemplarla y saborearla. En ese momento, paramos el tiempo, disfrutamos del presente y nos entregamos al fluir de una vida feliz, concienciando y disfrutando del vivir.

En relación con el desarrollo de las emociones positivas, seleccionamos los ejercicios de **«gratitud y autoaceptación»**. Se trataba de, al final del día, registrar de tres a cinco motivos susceptibles de agradecimiento a las personas que nos rodean o a la propia vida, esos momentos afortunados de cada día que, normalmente, los vivimos sin mayor conciencia positiva y que, sin embargo, representan la parte dulce y agraciada de nuestra cotidianeidad. Asimismo, como ejercicio de autoaceptación, y también al final de la jornada, anotaríamos de tres a cinco motivos por los que nos hemos podido sentir orgullosos de nosotros mismos en la jornada. Curiosamente, existen. Somos muy poquita cosa, pero, recordemos, también maravillosos.

En el ámbito del compromiso, elegimos el siguiente ejercicio: realizar dos tareas diarias que nos supusieran un **auténtico esfuerzo,** un ejercicio de esa voluntad que tan frágil y poco ejercitada solemos tener y que constituye la principal herramienta en nuestro proceso de crecimiento. Los temas elegidos por los miembros del grupo, como nos podemos imaginar, resultaron terriblemente variados y personalizados, como levantarse temprano, limitar el tabaco, hacer ejercicio o salir a la calle, no quejarse, etc.

Y, hablando de ejercicio de voluntad, un último detalle en esta descripción de la situación experimental que nos parece relevante. El tema del registro diario resultó uno de los puntos más arduos y costosos para las personas del grupo. «Lo importante es hacerlo, ¿qué más da apuntarlo?», resultaba un comentario frecuente. Sin embargo, el compromiso de registrar (en una especie de cuaderno) la diaria ejecución de nuestras tareas a lo largo de las 6 semanas que duraría nuestra experiencia se nos antoja fundamental, no sólo como ejercicio posibilitador de una conciencia positiva y de desarrollo de la voluntad, sino también como importante *feed-back* motivacional.

Organizada la tarea, consensuamos reunirnos un día a la semana en sesión de grupo para comentar y hacer el seguimiento de la experiencia. En este sentido, éramos absolutamente conscientes de que estas reuniones de grupo iban a suponer la segunda vía de apoyo (muy importante variable interviniente en el proceso). Efectivamente, esas reuniones de supervisión y seguimiento acabaron funcionando como una implícita, pero auténtica, psicoterapia grupal.

Paralelamente, con el fin de valorar la eficacia de nuestro programa, se administraron, antes y después de la ejecución del mismo (de la situación experimental), tres cuestionarios que medían parámetros como calidad de vida, ansiedad, depresión y sentimiento de felicidad, que representaban las variables dependientes susceptibles de mejora.

La calidad de vida la medimos con el cuestionario SF-36. Utilizamos el cuestionario HADS para medir la ansiedad y la depresión, y el Inventario de Felicidad de Chris Peterson para valorar el sentimiento personal de felicidad.

El SF-36 Health Survey es nuestro cuestionario de Calidad de Vida, y consiste en una encuesta de salud de 36 preguntas que pretende medir ocho conceptos genéricos sobre la salud referidos a tres parámetros generales: bienestar físico, bienestar emocional y bienestar social. En definitiva, mide la percepción que tiene el individuo de los efectos de una enfermedad en su capacidad para llevar una vida satisfactoria (anexo 1).

La escala HADS (Escala Hospitalaria de Ansiedad y Depresión) es un instrumento de medida de trastornos depresivos y ansiosos no contaminados por la sintomatología física que puede presentar el sujeto. De ahí que ninguno de ellos hace referencia a la sintomatología somática Se compone de 14 ítems que aportan dos medidas: la de ansiedad y la de depresión (anexo 2).

El Inventario de Felicidad de Peterson (Universidad de Michigan) consta de 24 ítems que miden una vivencia general de felicidad organizados alrededor de cuatro variables: valoración y sentido de mi vida, estado de ánimo, estado de fluidez y disfrute de las rutinas y vivencia de triunfo o fracaso en la vida (anexo 3).

Paralelamente, la profesora Beloki, organizó otro grupo experimental constituido por 11 personas de ambos sexos, de edades comprendidas entre 41 y 63 años, con una media de edad de 53 años y no afectadas de EM. Nos interesaba, efectivamente, comprobar si el programa pudiera resultar beneficioso y eficaz para cualquier tipo de población. Obviamente, se les aplicó la misma metodología experimental que en el grupo de personas con EM.

¿Se confirmaron nuestras hipótesis de mejora de calidad de vida, aumento de percepción de felicidad y reducción de sintomatología ansiosa y depresiva?

Resultados

(De entrada, conviene señalar, desde un punto de vista estrictamente experimental, que para la obtención del SF-36, así como para los análisis de contraste de las diferentes pruebas, se utilizó el SPSS, versión 16-0, aplicando las correspondientes pruebas no paramétricas, dadas las características de la muestra.)

Los resultados al cuestionario de calidad de vida referido a la salud no suponen diferencias significativas, como era de esperar, en el grupo de personas no afectadas. En el grupo de personas con EM tampoco existe percepción de mejora significativa en ninguno de los ocho parámetros, salvo en la percepción de salud general, entendida ésta como la valoración personal del estado de salud actual, las perspectivas futuras y la resistencia a enfermar.

En el grupo de personas «sin EM», tampoco se observan síntomas significativos de mejora, ni en la escala de ansiedad ni en la de depresión. No fue así, sin embargo, en el grupo de personas «con EM», que experimenta mejoría significativa en los parámetros de depresión y ansiedad.

Finalmente, los resultados en el Inventario de Felicidad proporcionan datos significativos de mejora para ambos grupos.

Por todo ello, podemos afirmar que los datos obtenidos en las diferentes pruebas permiten ratificar, al menos en parte, la eficacia de la intervención.

Hasta aquí los datos empíricos y objetivos, que comentaremos en el apartado siguiente. Al margen de ellos, también tenemos que señalar los resultados funcionales, clínicos, valorados intuitivamente (no científicamente), tanto por los propios sujetos experimentales como por los familiares y experimentadores, sintomatología fenomenológica que nos lleva a interpretar una mejoría de ánimo generalizada en la mayoría de las personas. Frases como: «me siento más animado, valoro más lo que hago, valoro más el día a día, estoy más satisfecho, valoro más las cosas pequeñas, he aprendido a valorar más lo que tengo, soy más positiva y tolerante, me siento más orgullosa de mí misma, disfruto más de la familia», representan expresiones sinceras de una, como mínimo momentánea, mejora personal.

Con todo ello, ¿podríamos decir que nuestras expectativas se han cumplido?, ¿podríamos asegurar que se ha confirmado nuestra hipótesis? Lo valoramos en el apartado siguiente.

Discusión y reflexiones finales

Desde el purismo científico tenemos que decir que **no** se han confirmado totalmente nuestras expectativas, ya que nuestras hipótesis sólo se han **verificado parcialmente.** Veámoslo.

En primer lugar, y en lo que se refiere a la calidad de vida referida a la salud, los resultados no han sido los esperados. No ha habido mejora significativa (la esperábamos en el «subparámetro de bienestar emocional»). El Programa no ha resultado eficaz.

En segundo lugar, el PF parece efectivo en lo concerniente a la reducción de las manifestaciones depresivas y de ansiedad en grupo de personas con EM. Efectivamente, parece razonable que disminuya esta sintomatología en una población en la que el pasado siempre fue mejor y el futuro se presenta incierto y amenazador, en una población a la que el programa ha enseñado a olvidarse de ello y a centrarse y a disfrutar del presente. Sin embargo, ¿por qué no resulta tan eficaz en la «población no afectada»? Como mínimo, tres razones nos pueden ayudar a comprender esta diferencia. De entrada, lo acabamos de ver, la carga sintomática era mayor en la población «con EM» que en el grupo «sin EM». Por consiguiente, un grupo era más susceptible de mejora que el otro. Además, el nivel de motivación también era diferente en un grupo que en el otro. El «grupo con» necesitaba y deseaba más que el «grupo sin» un cambio en sus vidas. Las expectativas de superar las disfunciones emocionales son más razonables y evidentes en un grupo que en otro. Finalmente, quizá estemos ante la razón más plausible, también existe diferencia intergrupal en lo referente al procedimiento experimental. El «grupo con» no sólo recibió los efectos positivos intrínsecos al desarrollo del programa, sino que, además, recibió una «ayuda» añadida. Nos estamos refiriendo al efecto terapéutico del propio grupo, que, pensamos, merece una consideración aparte.

Recordemos que en el grupo de las personas afectadas realizamos un seguimiento de las tareas a cumplimentar. Un día a la semana disponíamos de una sesión de hora y media para que cada miembro del grupo, si lo consideraba oportuno, pudiera comentar sus dificultades respecto a la puesta en marcha del programa o a su propio proceso de enfermedad. Obviamente, se pasaba con rapidez del primer tema al segundo, esto es, a hablar pública y colectivamente de nuestras propias dificultades adaptativas como afectados de esclerosis múltiple. Así pues, lo que se había constituido como un grupo de seguimiento del PF, de inmediato se convirtió en un grupo de autoayuda con todas las consecuencias «psicoterapéuticas» que se les puede atribuir a este tipo de metodología de ayuda. Desde esta perspectiva, resulta más fácil comprender cómo los efectos resultaron tan diferentes en un grupo y en otro.

En tercer lugar, el sentimiento de felicidad (conceptualizado como disfrute y valoración de nuestras vidas y de su sentido) es significativamente mayor después del experimento en ambos grupos. Da la sensación de que una percepción más positiva de la vida es, en cierta manera, independiente de la presencia de emociones negativas. Lo habíamos comentado más arriba cuando defendíamos la coexistencia paralela, independiente de todo tipo de emociones. Recordemos que las emociones negativas no son las opuestas o presuponen la ausencia de las negativas. Son necesariamente compatibles. En cualquier caso, dados los resultados, podemos afirmar con objetividad que el Programa «Fierabrás», en esta variable, **sí** ha resultado eficaz.

CONCLUSIONES

En un principio, y como síntesis general, podríamos comentar sin mayor margen de equivocación que trabajar la conciencia, la emocionabilidad positiva y el compromiso personal, en la línea que nos enseña el Programa «Fierabrás», aumenta nuestra percepción de bienestar y, en algún caso, puede prevenir trastornos de ansiedad y de estado de ánimo. Es decir, nuestro programa es **eficaz**, una eficacia que exige una serie de matizaciones.

El PF funciona aunque no hace milagros. De ahí que no hemos ratificado nuestras hipótesis en términos de necesidad, sino en clave de posibilidad. Dadas las limitaciones metodológicas de nuestro experimento, no podemos (ni debemos) generalizar ninguna conclusión. Sin embargo, ahí quedan unos datos objetivos, aunque limitados, y una valoración fenomenológica que tienen su peso. El PF no hace milagros, pero nos puede ayudar. Se trata, sin ningún género de dudas, de una **muy buena herramienta de crecimiento personal** y de ayuda existencial.

Una herramienta que es eficaz trabajada individualmente, pero que parece multiplicar su efecto trabajada en grupo: como materia principal de seguimiento, reflexión y debate o, si se quiere, como una herramienta complementaria y convergente con el desarrollo de un grupo terapéutico.

Finalmente, una última reflexión metodológica. Recordar que la efectividad del programa se debería comprobar en un estudio longitudinal. Las experiencias de otras investigaciones parecidas nos remiten a comprobar que los «efectos beneficiosos» de estas terapias positivas tienen fecha de caducidad a las tres o cuatro semanas de acabar el entrenamiento. Nuestra experiencia personal individualizada confirma, a nivel general, este tipo de conclusiones. Ciertamente, **el efecto positivo se va diluyendo con la ausencia de práctica.** Sin embargo, nuestra sensación sigue siendo optimista, y no sólo por la posibilidad de practicar el programa en clave de continuidad, cada año seis, por ejemplo, sino, sobre todo, porque estamos absolutamente convencidos de que siempre, aun en el peor de los casos, algo permanece.

Todas las experiencias personales dejan su huella neurológica que nunca se extingue, nos recuerdan los neurólogos. Toda experiencia vital deja su huella psicológica que, de algún modo, siempre persiste, dicen los psicólogos. Toda experiencia consciente de felicidad siempre nos puede recordar que nuestra mejora es posible y está en nuestras manos, y que, precisamente por ello, podemos ser eternos, nos dicen los poetas.

Parte tercera
REFLEXIONES FINALES Y REFERENCIAS DE INTERÉS

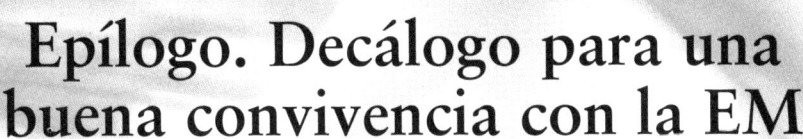

Epílogo. Decálogo para una buena convivencia con la EM

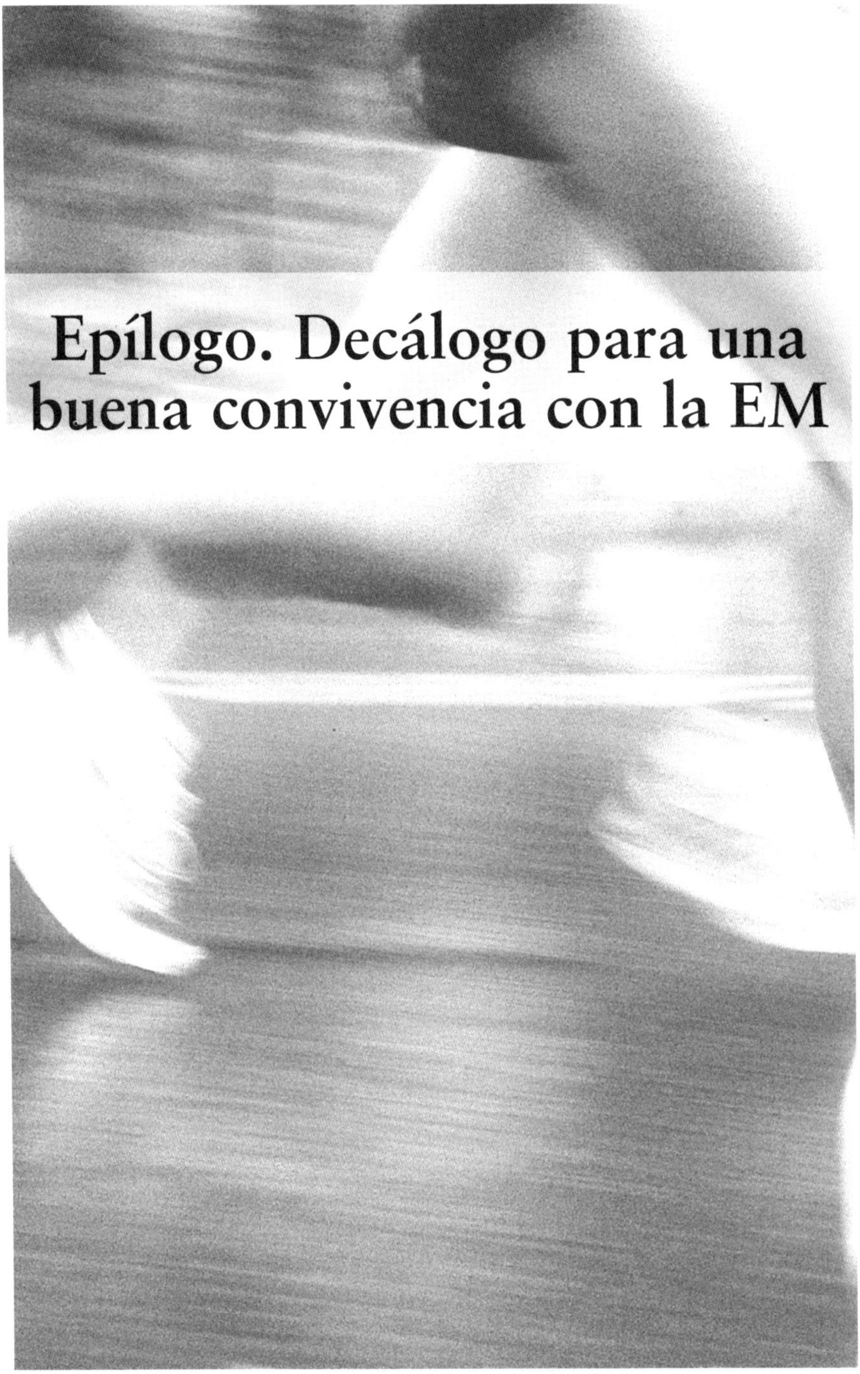

> *«Los tres mandamientos»*
> *Callar,*
> *callar,*
> *callar...*
> *que solamente*
> *hable nuestro silencio.*
> *Sentir,*
> *sentir,*
> *sentir...*
> *pasionalmente*
> *las voces de dentro.*
> *Amar,*
> *amar,*
> *amar,*
> *tercamente,*
> *al hermano y a su miedo.*

Ya hemos llegado al final de nuestro viaje. Esperamos que, de alguna manera, hayamos conseguido nuestro objetivo, que no era otro que el de comunicar, acompañar, agarrar una mano o contar un cuento. También soñábamos con ayudar al lector a aprender a vivir en positivo y a disfrutar al máximo lo que nos depara la vida, aunque el regalo sea una losa en forma de esclerosis múltiple. En este sentido, es el momento de descubrir nuestro deseo escondido: **ayudar a las personas afectadas a convivir con su esclerosis múltiple,** deseo que, en cierta manera, da el título al libro.

Creo que han surgido multitud de ideas que en este sentido pueden ser susceptibles de ser incorporadas en nuestros repertorios personales. Algunas habrán calado en cada lector más que otras. Aunque hacer una antología de estas ideas-sugerencias no representa una tarea fácil, finalmente nos hemos atrevido a confeccionar un decálogo de recomendaciones (propuestas) que nos pueden ayudar en nuestro objetivo de convivir y atender «religiosamente» a nuestra enfermedad, un decálogo que no tiene carácter preceptivo, sino, en la línea que nos hemos marcado, que suponga un recordatorio de las inmensas posibilidades que tenemos para que esa losa de la EM no resulte tan pesada y, en definitiva, no nos aplaste.

YO NO SOY MI ENFERMEDAD

Es la reflexión inicial y posiblemente la más primaria. Yo no soy mi esclerosis múltiple. Yo no soy mi descalabro motor. Lo hemos analizado ampliamente en la primera parte. Es condición *sine qua non* en este especial proceso adaptativo al que estamos abocados desde que nos diagnosticaron. La reflexión no es superflua, pues el peligro de identificación es obvio, lo hemos referido repetidamente en capítulos anteriores. Estar excesivamente preocupado u obsesionado por nuestra enfermedad nos puede conducir a una identificación con nuestra parte «negra» que sólo nos puede llevar a las tinieblas y al nihilismo, esto es, a la depresión.

Así pues, yo tengo mi enfermedad, pero no soy mi enfermedad. Y por ello, la esclerosis múltiple no me lleva al huerto ni me roba la cuna. Y es que, gracias a Dios, yo soy bastante más que mi enfermedad.

YO SOY BASTANTE MÁS QUE MI ENFERMEDAD

Yo soy Luis, soy una persona, un ser humano, que sueña, que se irrita, que se alegra, que se emociona, que lucha, que crece, que elige, que sufre, que disfruta, que ama... que VIVE. Soy vida, mucho más que una enfermedad, mucho más que un cuerpo roto.

Soy una persona que es consciente de sus limitaciones, que acepto mis límites y sé que la naturaleza me ha robado algo mío, algo a lo que tenía derecho simplemente por haber nacido. Sé que el destino me ha condenado a una vejez motriz prematura. Pero eso no es lo esencial. Lo esencial es tener la mente lúcida y el corazón abierto, una conciencia clara que me recuerde que soy algo maravilloso y un corazón generoso que me ayude a invertir mis energías en la herramienta más rentable y adaptativa: el amor.

Sólo a partir de aquí podemos experimentar que la EM no es una tragedia. La tragicidad no está en mi cuerpo roto, sino en mi mente perturbada, de la misma manera que la felicidad de la vida también está en mi mente y en mi corazón. La esclerosis múltiple no me amarga y sólo me roba las sonrisas que yo, porque así lo quiero y así lo permito, me dejo robar.

Yo puedo controlar mi enfermedad

También está en mi mano, obviamente no a nivel absoluto, pero sí en una parte muy importante, el control de mi enfermedad, un control que me haga sentir como un protagonista activo de mi proceso y no como un papel roto fatalmente condenado al capricho del viento, un control que me haga sentir que, de alguna manera, yo dirijo mi enfermedad. Así, una buena información, una coherente intervención en las decisiones médicas, una implicación activa en mi rehabilitación, una participación en procesos psicoterapéuticos y grupos de autoayuda son actividades que nos pueden ayudar contra el riesgo de indefensión. Pero, por encima de todo, lo que yo mejor puedo controlar es el proceso de mi mejora personal como clave fundamental para una vida creativa y de calidad. Yo manejo mi vida interior.

Así pues, en la medida que manejo estas variables, controlo mi enfermedad. Pero encontremos la justa medida. Una preocupación o fijación excesivas en estas propuestas de control nos pueden obsesionar de tal manera que acabemos identificándonos con la patología. Es más que probable que la EM acabe ganándome la batalla motriz, pero yo se lo voy a poner difícil, y, desde luego, nunca me va a ganar la gran batalla de la vida.

Yo puedo crecer gracias a mi enfermedad

Son numerosos y diversos los autores de todas las épocas (desde Lao Tse hasta los actuales representantes de la psicología positiva) que han defendido lo que podríamos considerar como la «hipótesis de la adversidad», por la cual las situaciones traumáticas nos son necesarias para alcanzarlos niveles más elevados de fuerza, de satisfacción y de desarrollo personal.

Sin entrar en debate sobre la «necesidad» de las adversidades para la mejora del individuo, lo que sí parece estar bastante claro es que éstas, cuando llegan, pueden representar una magnífica oportunidad de crecimiento personal. Éste puede ser el caso de la irrupción de la EM en nuestras vidas. Ojalá no hubiera aparecido, pero, ya que la sufrimos, aprovechemos los positivos cambios que nos puede proporcionar la conciencia y aceptación sensatas de nuestra enfermedad. Recordar que podemos sentirnos más fuertes de lo que pensábamos y con mayor confianza para afrontar nuevos desafíos. Recordar también, que la adversidad fortalece las relaciones y abre los corazones (en clave de gratitud) de las personas hacia los demás, y que, finalmente, los cambios de valores y de filosofía nos pueden conducir a apreciar más la vida y a organizarnos un proyecto existencial más profundo y cabal que dé mayor sentido a la nuestra propia.

Yo puedo llevar una vida de calidad

A la mayoría de las personas les cuesta creer que se puede tener una vida de calidad padeciendo una enfermedad permanente y degenerativa. Sin embargo, cualquier persona afectada, por ejemplo por una EM, puede lograr una auténtica vida de calidad en el sentido de «sentir que mi vida es maravillosa y que estoy felizmente instalado en ella a pesar de mis importantes limitaciones».

La posibilidad de crecimiento, tal como lo hemos visto en el anterior «mandamiento», nos puede ayudar a concienciar lo realmente importante, centrar nuestras vidas y, en consecuencia, a instalarnos adaptativamente en ella. Pero es que, además, la vida de calidad está en estrecha relación con una vida creativa basada en el proceso de autorrealización personal y el disfrute del presente, elementos que tienen muy poco que ver con la disfunción motriz. Ciertamente, está en nuestras manos llevar una vida de calidad. Y no sólo es teóricamente posible, sino que disponemos de herramientas prácticas para ello.

Yo tengo herramientas para ser más feliz

El nivel adaptativo y la capacidad de ser feliz y disfrutar de la vida son muy diferentes en las personas. Cada uno de nosotros tenemos nuestra personalidad, nuestro «estilo afectivo», en los que se fundamenta nuestra felicidad. La naturaleza, los genes o lo que J. Haidt llama «lotería cortical» serían, en un principio, los responsables de la misma. Sin embargo, existe una parte de ese estilo afectivo que lo podemos modificar y adaptar con nuestro entrenamiento y trabajo personal. Una parte de nuestra personalidad que la podemos cambiar a favor de una mejora de nuestra vivencia de felicidad.

Dicho de otro modo, la felicidad, de alguna manera, se puede aprender. Y en este sentido son múltiples las herramientas que nos ofrece la psicología positiva en general, o el programa «Fierabrás» en particular. Podemos desarrollar repertorios positivos de personalidad que nos van a llevar a una mayor sensación de bienestar interior, esto es, a una vida de más calidad y más feliz.

Yo puedo conseguir mejorar mi felicidad

Hemos visto cómo, al menos teóricamente, podemos mejorar la felicidad de nuestras vidas, y cómo, además, tenemos a nuestro alcance las herramientas necesarias para conseguirlo. Pero también sabemos que la puesta en práctica no resulta precisamente algo fácil. El camino de la mejora de la felicidad exige mucha violencia personal, mucho esfuerzo. Por eso es fácil en la teoría y no tanto en la práctica.

El proceso para conseguirlo es el mismo que el recomendado por los filósofos clásicos: la repetición sistemática de actos para conseguir hábitos positivos y «virtuosos». El itinerario es el mismo que sugería el sabio: «vigila tus ideas que se convierten en actos; vigila tus actos que se convierten en hábitos; vigila tus hábitos que se convierten en carácter y vigila tu carácter que se convierte en tu destino».

Yo puedo optimizar mis relaciones familiares

Hasta ahora, en nuestro decálogo particular, hemos repasado los recordatorios referidos a nuestras relaciones con nosotros mismos y con la enfermedad, lo que es fundamental en nuestro proceso adaptativo. Sin embargo, quizá tan importante sea recordar que no vivimos solos, que vivimos en sociedad, que vivimos acompañados. Y esta consideración nos lleva a algo verdaderamente significativo en nuestras vidas: el tema de las relaciones familiares, lo que, a su vez, nos lleva a reconsiderar el tema de la ayuda.

En líneas generales, nuestras limitaciones motrices nos condicionan a estar mucho más tiempo en nuestras casas y, en consecuencia, a pasar mucho más tiempo conviviendo e interactuando con la familia, en la que, por razones obvias, vamos a fundamentar nuestra red de ayudas. No descubrimos nada nuevo si recordamos que sería una maravilla si fuéramos capaces de optimizar esta interacción. No descubrimos nada nuevo si recordamos que en nuestra mano está la optimización de la comunicación familiar, tal como lo hemos sugerido en capítulos anteriores, por la que podamos **compartir** con la más absoluta naturalidad y aceptación nuestra propia enfermedad, logrando el milagro deseado: que la EM no acabe resultando una carga insufrible, sino una oportunidad de comunicación, amor y crecimiento para todo el contexto familiar.

Yo puedo ser creativo y feliz

Y ya llegamos al final de nuestra andadura. Parafraseando los Evangelios, podríamos decir que todas las sugerencias y mandamientos anteriores se resumen en dos: yo puedo ser feliz y creativo y yo puedo amar.

El hecho de sufrir una enfermedad degenerativa no tiene por qué menoscabar nuestras opciones de adaptación y felicidad en la vida siempre que tengamos presente que se trata de un accidente y no de la esencia de nuestra persona. Recordemos lo que hemos repetido hasta la saciedad, que la EM nunca nos va a robar la cuna. La EM no nos debe robar más de un gramo de felicidad. Y es que la llave de la felicidad reside en la vida creativa, y ésta depende exclusivamente de nosotros.

Yo puedo ser creativo en la medida que organice mi vida alrededor de un proceso de mejora personal, o, si se quiere, de autorrealización. El Programa «Fierabrás», o cualquier otro enfoque similar, nos puede ayudar a conseguirlo. Pero tampoco podemos olvidar la otra maravillosa fuente de creatividad: la radical vivencia del presente. Concienciar el presente suponía concienciar y disfrutar de la vida, ser vida. «Quien vive con intensidad el presente no muere nunca», nos recordaba Wittgenstein, un vivir el presente que rompía las ataduras con el pasado y contemplaba sin angustia el futuro. Quizá por ello W. Benjamin sentenciaba: «La felicidad consiste en percibirse a sí mismo sin miedo».

Yo puedo amar

Introducíamos este último capítulo con un poemita que nos invitaba a callar, a sentir y a amar. Silenciemos nuestras voces quejumbrosas (aunque tengamos cierta legitimidad para la queja). Redescubramos nuestra esencia recuperando nuestras posibilidades de dentro, que son infinitas. Y, fundamentalmente, hagamos del amor nuestra forma de vivir, un amor, lo hemos ido viendo recurrentemente, que es fuente de vida para nosotros mismos y para los demás, un amor que empieza y acaba en ese «yo soy tú» místico y espiritual que nos hermana e iguala con todos los humanos.

Tengo una esclerosis múltiple. ¡Qué importa! Puedo amar.

Filmografía

ANSIAS DE VIVIR (DUET FOR ONE)

Año	1986
País	Estados Unidos
Duración	108 minutos
Dirección	Andrei Konchalovsky
Guión	Tom Kempinski, Jeremy Lipp y Andrei Konchalovsky
Música	Michael Lynn
Fotografía	Alex Thomson
Reparto	Max von Sydow, Julie Andrews, Liam Neeson, Alan Bates.

Sinopsis: Stephanie Abraham, una famosa violinista, ve cómo su vida personal y profesional se desmorona tras serle diagnosticada esclerosis múltiple. Su carrera llega a su fin, y su marido la abandona por otra mujer, al tiempo que ella se recluye en sí misma desoyendo a sus amigos...; sin embargo, sus ganas de vivir son muchas.

DESPERTARES *(AWAKENINGS)*

Año	1990
País	Estados Unidos
Duración	121 minutos
Dirección	Penny Marshall
Guión	Steven Zaillian
Música	Randy Newman
Fotografía	Miroslav Ondrieck
Reparto	Robin Williams, Robert De Niro, Dexter Gordon, Penelope Ann Miller, Julie Kavner

Sinopsis: un neurólogo neoyorquino decide, a mediados de los años sesenta, someter a un complejo experimento a sus pacientes de encefalitis. Se trata de una enfermedad que priva de las facultades motoras a las personas que la padecen hasta reducirlas a estado vegetativo.

MAR ADENTRO

Año	2004
País	España
Duración	125 minutos
Dirección	Alejandro Amenábar
Guión	Alejandro Amenábar, Mateo Gil
Música	Alejandro Amenábar
Fotografía	Javier Aguirresarobe
Reparto	Javier Bardem, Belén Rueda, Lola Dueñas, Joan Dalmau

Sinopsis: Ramón lleva casi 30 años postrado en una cama cuidado por su familia. Desde entonces, su único deseo es terminar con su vida dignamente. Pero su mundo se ve alterado por la llegada de dos mujeres, una de ellas apoyando su lucha y otra tratando de convencerle de que vivir merece la pena...

EL ACEITE DE LA VIDA *(LORENZO'S OIL)*

Año	1992
País	Estados Unidos
Duración	135 minutos
Dirección	George Miller
Guión	George Miller, Nick Enright
Música	Varios
Fotografía	John Seale
Reparto	Susan Sarandon, Nick Nolte, Peter Ustinov, Laura Linney

Sinopsis: Lorenzo Odone, hijo único de unos inmigrantes italianos que viven en los Estados Unidos, comienza a los 3 años a desarrollar una grave enfermedad neurológica para la cual no existe un tratamiento conocido. En muy poco tiempo, el niño, que había aprendido a andar y hablar correctamente, queda postrado en una camilla, inmóvil y hierático, sin que ningún médico pueda hacer nada por sacarle de esa situación. Sus padres no se conforman con ello y deciden seguir luchando hasta agotar todos los recursos, y buscan ayuda en todos los frentes médicos posibles...

POSEÍDA *(FREAK CITY)*

Año	1999
País	Estados Unidos
Duración	101 minutos
Dirección	Lynne Littman
Guión	Jane Shepard
Música	Michel Colombier
Fotografía	Frank Byers
Reparto	Samantha Mathis, Jonathan Silverman, Malee Matlin

Sinopsis: una joven rebelde sufre esclerosis múltiple y es internada en un centro en contra de su voluntad. Allí, para disgusto de los trabajadores del hospital, animará a muchos pacientes a sacar el mayor partido posible a sus vidas.

AMO LA VIDA *(GO NOW!)*

Año	1996
País	Reino Unido
Duración	86 minutos
Dirección	Michael Winterbottom
Guión	Paul Henry Powell y Jimmy Mcgovern
Música	Alastair Gavin
Fotografía	Daf Hobson
Reparto	Robert Carlyle, Sophie Okonedo, Tom Watson

Sinopsis: Nick es un joven obrero escocés que juega al fútbol amateur. Tiene dos pasiones en la vida: el fútbol y los amigos. Un día conoce a Karen y ambos se enamoran. Todo va bien hasta que el joven empieza a sufrir molestias físicas, al principio sin importancia..., que se agravarán con el tiempo.

HILARY AND JACKIE

Año	1998
País	Reino Unido
Duración	121 minutos
Dirección	Anand Tucker
Guión	Frank Cotrell Boyce, Martin Walsh
Música	Barrington Pheloung
Fotografía	David Johnson
Reparto	Emily Watson, Rachel Griffths, James Frain, David Morrisey, Charles Dance.

Sinopsis: de niñas, las hermanas Hilary y Jackie estudiaron música. Jackie, la menor de las dos, pronto adquirió fama como concertista de violonchelo, mientras que Hilary, con la flauta, sólo actuaba de vez en cuando. En lo personal, las cosas les fueron justamente al revés. Hilary se casó con un buen hombre. Vivían en el campo y tenían dos hijas. El matrimonio de Jackie con un prestigioso pianista no terminaba de funcionar por los continuos compromisos de ambos. Incluso en una de sus visitas, Jackie le pidió a su hermana que le prestase su marido por una noche. Pero, además, la tragedia estaba por venir...

Anexos

ANEXO 1. Cuestionario SF-36 sobre el Estado de Salud (Short-Form, SF-36)

Instrucciones: Las preguntas que siguen se refieren a lo que usted piensa sobre su salud. Sus respuestas permitirán saber cómo se encuentra usted y hasta qué punto es capaz de hacer sus actividades habituales. Conteste cada pregunta tal como se indica. Si no está seguro/a de cómo responder a una pregunta, por favor, conteste lo que le parezca más cierto.

1. En general, diría que su salud es:
Excelente	1
Muy buena	2
Buena	2
Regular	4
Mala	5

2. ¿Cómo diría que es su salud actual, comparada con la de hace un año?
Mucho mejor ahora que hace un año	1
Algo mejor ahora que hace un año	2
Más o menos igual que hace un año	3
Algo peor ahora que hace un año	4
Mucho peor ahora que hace un año	5

3. Las siguientes preguntas se refieren a actividades o cosas que usted podría hacer un día normal. ¿Su salud actual le limita para hacer esas actividades o cosas? Si es así, ¿cuánto?

Actividades	Sí, me limita mucho	Sí, me limita un poco	No me limita
a. *Esfuerzos intensos* (correr, levantar objetos pesados o participar en deportes agotadores)	1	2	3
b. *Esfuerzos moderados* (mover una mesa, pasar la aspiradora, jugar a los bolos o caminar más de una hora)	1	2	3
c. Coger o llevar la cesta de la compra	1	2	3
d. Subir *varios* pisos por la escalera	1	2	3
e. Subir *un solo* piso por la escalera	1	2	3
f. Agacharse o arrodillarse		1	2
g. Caminar *1 km o más*	1	2	3
h. Caminar varias manzanas (varios centenares de metros)	1	2	3
i. Caminar *una sola manzana* (unos 100 metros)	1	2	3
j. Bañarse o vestirse por sí mismo	1	2	3

4. Durante las *4 últimas semanas* ¿ha tenido algunos de los siguientes problemas en su trabajo o en sus actividades cotidianas, *a causa de su salud física*?

	Sí	No
a. ¿Tuvo que reducir el tiempo dedicado al trabajo o a sus actividades cotidianas?	1	2
b. ¿Hizo menos de lo que hubiera querido hacer?	1	2
c. ¿Tuvo que dejar de hacer tareas en su trabajo o en sus actividades cotidianas?	1	2
d. ¿Tuvo dificultad para hacer su trabajo o sus actividades cotidianas (p.ej., le costó más de lo normal)?	1	2

5. Durante *las 4 últimas semanas* ¿ha tenido alguno de los siguientes problemas en su trabajo o en sus actividades cotidianas, *a causa de algún problema emocional* (estar triste, deprimido o nervioso)?

	Sí	No
a. ¿Tuvo que reducir el tiempo dedicado al trabajo o a sus por algún *problema emocional*?	1	2
b. ¿Hizo menos de lo que hubiera querido hacer, *por algún problema emocional*?	1	2
c. ¿No hizo su trabajo o sus actividades cotidianas tan cuidadosamente como de costumbre, *por algún problema emocional*?	1	2

6. Durante *las 4 últimas semanas*, ¿hasta qué punto su salud física o los problemas emocionales han dificultado sus actividades sociales habituales con la familia, los amigos, los vecinos u otras personas?
   Nada   1
   Un poco   2
   Regular   3
   Bastante   4
   Mucho   5

7. ¿Tuvo dolor en alguna parte del cuerpo *durante las 4 últimas semanas*?
   No, ninguno   1
   Sí, muy poco   2
   Sí, un poco   3
   Sí, moderado   4
   Sí, mucho   5
   Sí, muchísimo 6

8. Durante *las 4 últimas semanas*, ¿hasta qué punto *el dolor* le ha dificultado su trabajo habitual (incluido el estar fuera de casa y las tareas domésticas)?

Nada	1
Un poco	2
Regular	3
Bastante	4
Mucho	5

9. Las preguntas que siguen se refieren a cómo se ha sentido y cómo le han ido las cosas durante *las últimas 4 semanas*. En cada pregunta responda lo que más se parezca a cómo se ha sentido usted. Durante *las últimas 4 semanas*, ¿cuánto tiempo...

	Siempre	Casi siempre	Muchas veces	Algunas veces	Sólo alguna vez	Nunca
a. ... se sintió lleno de vitalidad?	1	2	3	4	5	6
b. ... estuvo muy nervioso?	1	2	3	4	5	6
c. ... se sintió tan bajo de moral que nadie podía aliviarle?	1	2	3	4	5	6
d. ... se sintió calmado y tranquilo)	1	2	3	4	5	6
e. ... tuvo mucha energía?	1	2	3	4	5	6
f. ... se sintió desanimado y triste?	1	2	3	4	5	6

	Siempre	Casi siempre	Muchas veces	Algunas veces	Sólo alguna vez	Nunca
g. ... se sintió agotado?	1	2	3	4	5	6
h. ... se sintió feliz?	1	2	3	4	5	6
i. ... se sintió cansado	1	2	3	4	5	6

10. Durante *las 4 últimas semanas,* ¿con qué frecuencia su salud física o los problemas emocionales le han dificultado sus actividades sociales (como visitar amigos o familiares)?

    Siempre   1
    Casi simpre   2
    Algunas veces   3
    Sólo algunas veces 4
    Nunca   5

11. Por favor, diga si le parece *cierta* o *falsa* cada una de las siguientes frases:

	Totalmente cierta	Bastante cierta	No lo sé	Bastante falsa	Totalmente falsa
a. Enfermo más fácilmente que otras personas	1	2	3	4	5
b. Estoy tan sano como cualquiera	1	2	3	4	5
c. Creo que mi salud va a empeorar	1	2	3	4	5
d. Mi salud es excelente	1	2	3	4	5

ANEXO 2. Escala hospitalaria de ansiedad y depresión (Hospital Anxiety and Depression Scale, HADS)

Este cuestionario ha sido confeccionado para ayudar a su médico a que sepa cómo se siente usted afectiva y emocionalmente. No es preciso que preste atención a los números que aparecen a la izquierda. Lea cada pregunta y subraye la respuesta que usted considere que coincide con su propio estado emocional en la última semana.

No es necesario que dedique mucho tiempo en cada respuesta; en este cuestionario, las respuestas espontáneas tienen más valor que las que se piensan mucho.

A.1. Me siento tenso/a o nervioso/a:
   3. Casi todo el día.
   2. Gran parte del día.
   1. De vez en cuando.
   0. Nunca.

D.1. Sigo disfrutando de las cosas como siempre:
   3. Ciertamente, igual que antes.
   2. No tanto como antes.
   1. Solamente un poco.
   0. Ya no disfruto con nada.

A.2. Siento una especie de temor, como si algo malo fuera a suceder:
   3. Sí, y muy intenso.
   2. Sí, pero no muy intenso.
   1. Sí, pero no me preocupa.
   0. No siento nada de eso.

D.2. Soy capaz de reírme y ver el lado gracioso de las cosas:
   3. Igual que siempre.
   2. Actualmente, algo menos.
   1. Actualmente, mucho menos.
   0. Actualmente, en absoluto.

A.3. Tengo la cabeza llena de preocupaciones:
 3. Casi todo el día.
 2. Gran parte del día.
 1. De vez en cuando.
 0. Nunca.

D.3. Me siento alegre:
 3. Nunca.
 2. Muy pocas veces.
 1. En algunas ocasiones.
 0. Gran parte del día.

A.4. Soy capaz de permanecer sentado/a, tranquilo/a y relajado/a:
 3. Siempre.
 2. A menudo.
 1. Raras veces.
 0. Nunca.

D.4. Me siento lento/a y torpe:
 3. Gran parte del día.
 2. A menudo.
 1. A veces.
 0. Nunca.

A.5. Experimento una desagradable sensación de «nervios y hormigueos» en el estómago:
 3. Nunca.
 2. Sólo en algunas ocasiones.
 1. A menudo.
 0. Muy a menudo.

D.5. He perdido el interés por mi aspecto personal:
 3. Completamente.
 2. No me cuido como debería hacerlo.
 1. Es posible que no me cuide como debiera.
 0. Me cuido como siempre lo he hecho.

A.6. Me siento inquieto/a, como si no pudiera parar de moverme:
   3. Realmente mucho.
   2. Bastante.
   1. No mucho.
   0. En absoluto.

D.6. Espero las cosas con ilusión:
   3. Como siempre.
   2. Algo menos que antes.
   1. Mucho menos que antes.
   0. En absoluto.

A.7. De repente, experimento sensaciones de gran angustia y temor:
   3. Muy a menudo.
   2. Con cierta frecuencia.
   1. Raramente.
   0. Nunca.

D.7. Soy capaz de disfrutar con un buen libro o con un buen programa de radio o televisión:
   3. A menudo.
   2. Algunas veces.
   1. Pocas veces.
   0. Casi nunca.

ANEXO 3. Inventario de la felicidad auténtica

Por favor, lea cada grupo de afirmaciones atentamente. Después, elija la afirmación de cada grupo que mejor describa su situación durante la semana pasada, incluyendo hoy mismo. Asegúrese de haber leído todas las afirmaciones de cada grupo en el menú desplegable que aparece junto a cada afirmación:

1. A. Me siento como un/a fracasado/a.
   B. No me siento como un/a ganador/a.
   C. Siento que he triunfado más que la mayoría de la gente.
   D. Cuando miro hacia atrás en mi vida, casi todo lo que veo son victorias.
   E. Siento que soy extraordinariamente exitoso.
2. A. Normalmente, estoy en un mal estado de ánimo.
   B. Normalmente, estoy en un estado de ánimo que no es bueno ni malo.
   C. Normalmente, tengo un buen estado de ánimo.
   D. Normalmente, tengo un muy buen estado de ánimo.
   E. Normalmente, tengo un estado de ánimo increíblemente bueno.
3. A. Cuando estoy trabajando, presto más atención a lo que sucede a mi alrededor que a lo que estoy haciendo.
   B. Cuando estoy trabajando, presto la misma atención a lo que sucede alrededor que a lo que estoy haciendo.
   C. Cuando estoy trabajando, presto más atención a lo que estoy haciendo que a lo que sucede a mi alrededor.
   D. Cuando estoy trabajando, casi no me doy cuenta de lo que sucede a mi alrededor.
   E. Cuando estoy trabajando, presto tanta atención a lo que estoy haciendo que el mundo para mí deja prácticamente de existir.
4. A. Mi vida no tiene ningún sentido.
   B. No sé cuál es el sentido de mi vida.
   C. Tengo una ligera idea sobre cuál es el sentido de mi vida.

D. Tengo una idea bastante buena sobre cuál puede ser el sentido de mi vida.

E. Tengo una idea muy clara sobre cuál es el sentido de mi vida.

5. A. Rara vez consigo lo que quiero.
   B. Algunas veces consigo lo que quiero, y otras veces no.
   C. Conseguir lo que quiero es algo más frecuente que infrecuente.
   D. Normalmente, consigo lo que quiero.
   E. Siempre consigo lo que quiero.

6. A. Tengo tristeza en mi vida.
   B. En mi vida no hay tristeza ni alegría.
   C. En mi vida hay más alegría que tristeza.
   D. Hay mucha más alegría que tristeza en mi vida.
   E. Mi vida está llena de alegría.

7. A. La mayoría del tiempo estoy aburrido/a.
   B. La mayoría del tiempo ni estoy aburrido/a ni interesado/a en lo que estoy haciendo.
   C. La mayoría del tiempo estoy interesado/a en lo que estoy haciendo.
   D. La mayoría del tiempo estoy interesado/a en lo que estoy haciendo.
   E. La mayoría del tiempo me entusiasma lo que estoy haciendo.

8. A. Me siento aislado/a de las demás personas.
   B. Ni me siento unido/a ni aislado/a de las demás personas.
   C. Me siento unido/a a mis amigos y a mi familia.
   D. Me siento unido/a a la mayoría de la gente, incluso aunque no los conozca bien.
   E. Me siento unido/a a todas las personas del mundo.

9. A. Objetivamente, hago las cosas mal.
   B. Objetivamente, no hago las cosas ni bien ni mal.
   C. Objetivamente, hago las cosas bien.
   D. Objetivamente, hago las cosas muy bien.
   E. Objetivamente, hago las cosas asombrosamente bien.

10. A. Estoy avergonzado/a de mí mismo/a.
    B. No estoy avergonzado/a de mí mismo/a.
    C. Estoy orgulloso/a de mí mismo/a.
    D. Estoy muy orgulloso/a de mí mismo/a.
    E. Estoy extraordinariamente orgulloso/a de mí mismo/a.
11. A. El tiempo pasa lentamente en la mayoría de las cosas que hago.
    B. El tiempo pasa rápidamente en algunas de las cosas que hago y lentamente en otras.
    C. El tiempo pasa rápidamente en la mayoría de las cosas que hago.
    D. El tiempo pasa rápidamente en todas las cosas que hago.
    E. El tiempo pasa tan rápidamente en todas las cosas que hago que incluso ni me doy cuenta de ello.
12. A. En términos generales, mi existencia puede perjudicar al mundo.
    B. Mi existencia ni ayuda ni perjudica al mundo.
    C. Mi existencia ni ayuda ni perjudica al mundo.
    D. Mi existencia hace que el mundo sea un lugar mejor.
    E. Mi existencia tiene un impacto positivo, grande y duradero en el mundo.
13. A. No hago muy bien la mayoría de las cosas.
    B. No hago mal algunas cosas.
    C. Hago bien algunas cosas.
    D. Hago bien la mayoría de las cosas.
    E. Hago realmente bien cualquier cosa.
14. A. Tengo poco o ningún entusiasmo.
    B. Mi nivel de entusiasmo no es ni alto ni bajo.
    C. Tengo una buena cantidad de entusiasmo.
    D. Me siento entusiasmado/a al hacer casi todo.
    E. Tengo tanto entusiasmo que siento que puedo hacer casi cualquier cosa.
15. A. No me gusta mi trabajo (pagado o no pagado).
    B. Mi trabajo ni me gusta ni me disgusta.
    C. En su mayor parte, mi trabajo me gusta.

D. Realmente, me gusta mi trabajo.
E. Verdaderamente, me encanta mi trabajo.
16. A. Soy pesimista sobre el futuro.
B. No soy ni optimista ni pesimista sobre el futuro.
C. Soy algo optimista sobre el futuro.
D. Soy bastante optimista sobre el futuro.
E. Soy extraordinariamente optimista sobre el futuro.
17. A. He logrado poco en la vida.
B. No he logrado en la vida ni más ni menos que la mayoría de las personas.
C. He logrado algo más en la vida que la mayoría de la gente.
D. He logrado más en la vida que la mayoría de la gente.
E. He logrado muchísimo más en la vida que la mayoría de la gente.
18. A. Me siento infeliz conmigo mismo/a.
B. No me siento feliz ni infeliz conmigo mismo/a.
C. Me siento feliz conmigo mismo/a.
D. Me siento muy feliz conmigo mismo/a.
E. No podría sentirme más feliz conmigo mismo/a.
19. A. Mis capacidades no son nunca aprovechadas en las situaciones que me encuentro.
B. Mis capacidades son desaprovechadas de forma ocasional en las situaciones que me encuentro.
C. Mis capacidades son algunas veces aprovechadas en las situaciones que me encuentro.
D. Mis capacidades son a menudo aprovechadas en las situaciones que me encuentro.
E. Mis capacidades son siempre aprovechadas en las situaciones que me encuentro.
20. A. Empleo todo mi tiempo haciendo cosas irrelevantes.
B. Empleo mucho tiempo haciendo cosas que no son importantes, pero tampoco irrelevantes.
C. Empleo algo de tiempo cada día haciendo cosas que son importantes.

D. Empleo la mayoría de mi tiempo haciendo cosas que son importantes.
  E. Empleo prácticamente cada momento de cada día haciendo cosas que son importantes.
21. A. Si existiera un marcador de mi vida, iría perdiendo.
  B. Si existiera un marcador de mi vida, el resultado sería empate.
  C. Si existiera un marcador de mi vida, llevaría algo de ventaja.
  D. Si existiera un marcador de mi vida, iría ganando.
  E. Si existiera un marcador de mi vida, iría ganando por mucha ventaja.
22. A. Experimento más sufrimiento que placer.
  B. Experimento placer y sufrimiento en la misma medida.
  C. Experimento más placer que sufrimiento.
  D. Experimento mucho más placer que sufrimiento.
  E. Mi vida está llena de placer.
23. A. No disfruto mi rutina diaria.
  B. Me siento indiferente ante mi rutina diaria.
  C. Me gusta mi rutina diaria, pero me gusta salir de ella.
  D. Me gusta tanto mi rutina diaria que pocas veces salgo de ella.
  E. Me gusta tanto mi rutina diaria que casi nunca salgo de ella.
24. A. Mi vida es mala.
  B. Mi vida no está mal.
  C. Mi vida es buena.
  D. Mi vida es muy buena.
  E. Mi vida es maravillosa.

Inventario de la Felicidad Auténtica, 2005
Christopher Peterson, Universidad de Michigan.
Usado con Permiso 2005,
Martin E. P. Seligman

Bibliografía básica y páginas web de interés

Alarcia R., Ara, J. R., Martín, J., Bertol, V. (2003): Factores predictores de depresión en la esclerosis múltiple, *Anales de Psicología*, 19 (1), 65-74.
Avia, M. D. y Vázquez C. (2001): *Optimismo inteligente,* Alianza. Madrid
Carrillo, J. M. y Prieto-Ursúa, M. (coord.) (2006): *Psicología positiva. Investigación y debate.* Colegio Oficial de Psicólogos. Madrid.
Csikszentmihalyi, M. (1996): *Fluir (Flow). Una psicología de la felicidad.* Kairos. Barcelona.
Epicteto (1997): *El arte de vivir.* José de Olañeta ed. Palma de Mallorca.
Frankl, V. (2003): *El hombre en busca de sentido.* Herder. Barcelona.
Godoy, J. F., Muela, J. A., Pérez, M. (1993): Aspectos emocionales de la esclerosis múltiple, *Anales de Psicología,* 9 (2) 171-176.
Goleman D. (1996): *Inteligencia emocional.* Kairos. Barcelona.
Haidt, J. (2006): *La hipótesis de la felicidad.* Gedisa. Barcelona.
Jáuregui, E. (2007): *El sentido del humor.* Integral Ed. Barcelona.
Madrid Soriano, J. (2005): *Los procesos de la relación de ayuda.* Desclée de Brouwer. Bilbao.
Marina, J. A. (2006): *La inteligencia creadora.* Anagrama. Barcelona.
Maslow, A. (1982): *La personalidad creadora.* Kairos. Barcelona.
Montesinos Palacios, L. (2007): *Tengo cáncer y una vida por delante.* Pirámide. Madrid.

Rogers, C. (1996): *El proceso de convertirse en persona*. Barcelona. Paidos.
Rojas E. (2006): *La ilusión de vivir*. Temas de Hoy. Madrid.
Sádaba J. (2004): *La ética contada con sencillez*. Maeva Ed. Madrid.
Seligman, M. (1975): *Indefensión*. Debate. Madrid.
Seligman, M. (2006): *La auténtica felicidad*. Vergara. Barcelona.
www.humorpositivo.com
www.msif.org/es
www.psicologia-positiva.com